青光眼
OCT 图谱

Atlas of Optical Coherence Tomography for Glaucoma

主　编　Donald L. Budenz［美］

主　译　戴　毅

主　审　孙兴怀

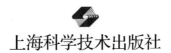

上海科学技术出版社

图书在版编目（ＣＩＰ）数据

青光眼OCT图谱 ／（美）唐纳德·布登茨
(Donald L. Budenz) 主编；戴毅主译. -- 上海 ： 上海
科学技术出版社，2022.9
　　书名原文：Atlas of Optical Coherence
Tomography for Glaucoma
　　ISBN 978-7-5478-5764-9

　　Ⅰ. ①青… Ⅱ. ①唐… ②戴… Ⅲ. ①青光眼－影像
诊断－图谱 Ⅳ. ①R775.1-64

　　中国版本图书馆CIP数据核字(2022)第130637号

First published in English under the title
Atlas of Optical Coherence Tomography for Glaucoma
edited by Donald L. Budenz
Copyright © Springer Nature Switzerland AG, 2020
This edition has been translated and published under licence from
Springer Nature Switzerland AG.

上海市版权局著作权合同登记号 图字：09-2022-0296号

青光眼OCT图谱
主编　Donald L. Budenz ［美］
主译　戴　毅
主审　孙兴怀

上海世纪出版(集团)有限公司
上 海 科 学 技 术 出 版 社　出版、发行
(上海市闵行区号景路159弄A座9F-10F)
邮政编码201101　www.sstp.cn
上海中华商务联合印刷有限公司　印刷
开本787×1092　1/16　印张12.5
字数260千字
2022年9月第1版　2022年9月第1次印刷
ISBN 978-7-5478-5764-9/R·2531
定价：198.00元

本书如有缺页、错装或坏损等严重质量问题，请向印刷厂联系调换

内容提要

　　本书由世界青光眼领域多位知名专家编写，全面阐述了相干光层析成像术（OCT）的发展，在青光眼中的应用基础，视盘、视网膜相关参数的意义与解读；描述了青光眼中的OCT典型异常、常见的OCT伪影或误差、基于OCT的青光眼病情进展分析，以及眼前节OCT在房角成像和青光眼手术中的应用；围绕临床具体的病例，深入浅出，分析了众多不典型或疑难案例的OCT表现；展望了OCT的新兴技术在青光眼中的应用前景。

　　本书内容前沿、图文并茂，为广大眼科医师提供了专业解读OCT报告的方法和应用青光眼相关OCT参数的技巧。

译者名单

主　译

戴　毅

主　审

孙兴怀

译　者

戴　毅　复旦大学附属眼耳鼻喉科医院眼科

王晓蕾　复旦大学附属眼耳鼻喉科医院眼科

杨宏方　复旦大学附属眼耳鼻喉科医院眼科

吴彦婵　澳门仁伯爵综合医院眼科

编者名单

主　编

Donald L. Budenz

University of North Carolina at Chapel Hill

Chapel Hill, NC

USA

编　者

Nicholas P. Bell, MD Ruiz Department of Ophthalmology and Visual Science, McGovern Medical School at The University of Texas Health Science Center at Houston, Houston, TX, USA

Karine D. Bojikian, MD, PhD Department of Ophthalmology, University of Washington, Seattle, WA, USA

Donald L. Budenz, MD, MPH University of North Carolina at Chapel Hill, Chapel Hill, NC, USA

Philip P. Chen, MD Department of Ophthalmology, University of Washington, Seattle, WA, USA

Teresa C. Chen, MD Massachusetts Eye and Ear Infirmary, Harvard Medical School, Boston, MA, USA

Andrew Crichton, MD Department of Surgery, Division of Ophthalmology, Faculty of Medicine, University of Calgary, Calgary, AB, Canada

Yong Woo Kim, MD Department of Ophthalmology, Seoul National University

College of Medicine, Seoul National University Hospital, Seoul, Republic of Korea

Richard K. Lee, MD, PhD Bascom Palmer Eye Institute, University of Miami Miller School of Medicine, Miami, FL, USA

Christopher Kai-shun Leung, MD Department of Ophthalmology and Visual Sciences, The Chinese University of Hong Kong, Hong Kong Eye Hospital, Hong Kong, SAR, China

Kimberly A. Mankiewicz, PhD Ruiz Department of Ophthalmology and Visual Science, McGovern Medical School at The University of Texas Health Science Center at Houston, Houston, TX, USA

Jean-Claude Mwanza, MD, MPH, PhD University of North Carolina at Chapel Hill, Chapel Hill, NC, USA

Elli A. Park, MD Boston University School of Medicine, Boston, MA, USA

Ki Ho Park, MD Department of Ophthalmology, Seoul National University College of Medicine, Seoul National University Hospital, Seoul, Republic of Korea

Hady Saheb, MD Department of Ophthalmology, McGill University, Montreal, QC, Canada

Joel S. Schuman, MD Department of Ophthalmology, NYU Langone Health, New York, NY, USA

Angelo P. Tanna, MD Department of Ophthalmology, Northwestern University Feinberg School of Medicine, Chicago, IL, USA

Alangoya Tezel, MD Department of Ophthalmology, NYU Langone Health, New York, NY, USA

Carlos J. Vives Alvarado, MD Ruiz Department of Ophthalmology and Visual Science, McGovern Medical School at The University of Texas Health Science Center at Houston, Houston, TX, USA

Joanne C. Wen, MD Department of Ophthalmology, Duke University School of Medicine, Durham, NC, USA

Gadi Wollstein, MD Department of Ophthalmology, NYU Langone Health, New York, NY, USA

中文版前言

相干光层析成像术（optical coherence tomography, OCT）自首次用于眼部成像以来，至今已有30个年头，开启了眼部成像的全新时代。目前被广泛使用的谱域OCT及扫频源OCT，在检测活体人眼组织的分辨率和扫描深度均有了极大的进步，其快速且高质量的扫描，不仅可以帮助诊断早期青光眼，还可为随访青光眼患者的病情进展提供重要依据。把对青光眼视神经损伤的评估从传统依赖视野（主观）检查，发展到对视网膜相关结构参数（客观）的认可和广泛使用，在一定程度上改变了青光眼的临床诊断和治疗模式。

与眼底疾病主要依靠OCT图像直接解读不同，青光眼视神经病变的判断更多的是依赖OCT相关参数的对比分析。然而，在临床工作中，一部分医师对如何解读青光眼视神经相关的OCT报告感到困难，也有少数医师过度依赖OCT检测结果来进行青光眼的诊治随访。此外，随着眼前节OCT对前房角等部位成像质量的提高，OCT在房角关闭性疾病的诊治，以及青光眼术后滤过泡、植入物等的评估中发挥着日益重要的作用。因此，正确解读和合理应用青光眼相关的OCT结果已成为青光眼诊治中的重要一环。笔者有幸翻译*Atlas of Optical Coherence Tomography for Glaucoma*一书。该书由世界青光眼领域多位知名专家参与编写，以图谱的形式，深入浅出地阐述了OCT在青光眼中的应用基础和发展前景；围绕具体的病例，系统描述了青光眼相关OCT参数的典型异常、常见的扫描伪影或分层错误，以及对不典型或疑难病例的鉴别分析。本书中文版的出版，必将拓展OCT检查的临床应用，提升读者对OCT报告的理解水平，有利于青光眼的早期发现、有效治疗和病情随访，同时也对神经眼科等科室的临床诊疗工作大有裨益。

衷心感谢上海科学技术出版社对本书翻译出版给予的大力支持！感谢在本书翻译、校对过程中辛勤付出的王晓蕾医生、杨宏方医生和吴彦婵医生；感谢国家自然科学基金重点项目（编号：82030027）的支持。由于译者水平有限，全书翻译如有欠妥之处，还请读者不吝指正。

孙兴怀 戴毅
复旦大学附属眼耳鼻喉科医院
2022年6月

英文版前言

写一本医学书（或写一个章节）是一种"爱的劳动"，补偿很少，甚至没有。书和章节不会出现在 PubMed 上，也不会提高一个人的 H-index（H 指数），而且需要很多时间。那为什么要这么做呢？

这确实是为了满足未被满足的教育需求。当我在 1997 年出版第一本书 *Atlas of Visual Fields*（《视野图谱》）时，已经有不少关于解读视野基础知识的优秀教科书，但临床医师仍在为无法准确解读视野结果苦苦挣扎。实际上，我的同事 Alexander J. Brucker 是一位视网膜专业的医师，他向出版社提出了这个想法，并推荐我负责这个项目。他指出，视野解读是一项重要的任务，有一种更好的教学方式，即使用包含许多图片的图谱和简明的文字来指导读者如何理解它们。当然，我们一直在继续教育的会议上这样做，但这些会议只面向会议里的参与者，而一本书可以拥有全世界的读者，为更多的人改善患者治疗的结果。

同样的理念促使我编写这本 *Atlas of Optical Coherence Tomography for Glaucoma*。不过 23 年后，可以说，我也在与时俱进，我意识到我可以找到更合适的人来写这些章节，这样我就不会有那么多的工作了。我大概给培训生和眼科医师上了 100 多节关于青光眼 OCT 的课，教了几千名眼科医师如何操作和解释 OCT，但迄今没有一部高质量的专业图谱能讲清这些问题。而且在我看来，其他图谱的相关章节都太肤浅，没有帮助。因此，我希望这本图谱能够以一种"视觉的方式"，用简明的文字来帮助读者理解如何解读所呈现的图像，教会读者用 OCT 解读青光眼。我希望我们已经通过一种有趣的案例分析的方式达到我们的目的，而且这种方法可以让大家在相对较短的时间内完成这项任务。

我非常感谢这本图谱的编者、所有亲爱的朋友和同事，在我审阅他们的章节时，他们教会了我很多东西。我也要感谢与我结婚 40 年的妻子 Sue，她一直是一个真实存在的"圣经箴言"（Proverbs）31 章所述的"有才德的妇人"。

Donald L. Budenz
Chapel Hill, NC, USA

目　录

第1章

青光眼**OCT**的基础知识

Fundamentals of OCT for Glaucoma

Alangoya Tezel, Joel S. Schuman, and Gadi Wollstein

概况

相干光层析成像术（optical coherence tomography, OCT） 是一种利用光的干涉原理重建组织三维图像的成像技术。干涉测量法是一种使用干涉图样来测量位移的技术。更具体地说，OCT通过光干涉或两个光波聚集在一起形成单个波形的现象（图1.1）进行操作。

在OCT系统中，来自相干宽光源的光被分光镜分成两束[1]。一束光照射参考臂并被反光镜反射，另一束光照射待测物体并进入介质，如眼睛。来自这两处的反射光在分光镜处重新组合产生

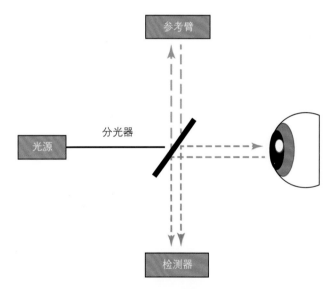

图1.1　OCT基本结构

一束激光经分光镜后分别射向眼睛和参考臂，从这两处反射回来的光匹配后发生干涉，从而生成成像位置的光学截面图。

干涉图案，随后由检测器记录。在更新的OCT系统中，这种干涉图案被光谱仪检测并进行傅立叶变换以重建组织图像。目前，OCT系统都是以这种干涉测量的原理成像。

虽然OCT 30年前才被发明，但目前其已成为青光眼诊治的标准。如表1.1所示，OCT系统为满足临床的不同需求而采用不同的波长、检测器和扫描程序[2-5]。在本章中，我们展示了来自不同OCT制造商的高质量图像，以探讨不同扫描程序对视盘和黄斑解剖结构的成像质量和测量的影响（图1.2～图1.12）。

表1.1 4个品牌OCT的比较

项　　目	Spectralis	Cirrus 5000	Avanti	Triton
制造商	Heidelberg Engineering	Zeiss	Optovue	Topcon
OCT类型	谱域	谱域	谱域	扫频光源
光源	超发光二极管	超发光二极管	超发光二极管	可调扫频激光器
波长（nm）	870	840	840	1 050
扫描速度（A线/秒）	40 000	27 000～68 000	70 000	100 000
A扫描深度（在组织中）	1.8 mm	2 mm	～3 mm	2.6 mm
轴向分辨率（光学）	7 μm	5 μm	5 μm	8 μm
横向分辨率（光学）	14 μm	15 μm	15 μm	20 μm
正常眼RNFL平均厚度测量值的重复性(CV%)	1.45	2.38	1.54	2.40

注：CV (coefficient of variance)＝变异系数。

光栅立方体扫描模式：视盘

光栅立方体扫描是一种常用的OCT扫描模式（图1.2），通过Z字形扫描方式，能够生成扫描区域的三维图像。如上举例所示，不同的OCT设备提供了不同质量的视网

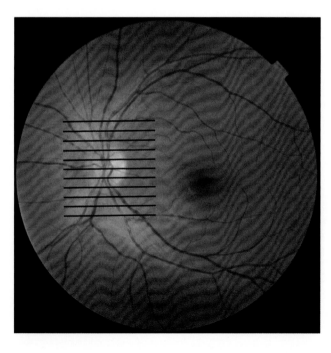

图1.2 光栅立方体扫描模式（视盘）示意图

膜成像。Cirrus 5000（图1.3a）是一种谱域OCT，使用超发光二极管发射的波长约为840 nm的为光源。Triton（图1.3b）是一种扫频源OCT，使用可调扫频激光器发射的波长约为1 050 nm的为光源，这种长波长OCT可以更深进入视网膜色素上皮层（retinal pigment epithelium, RPE）。

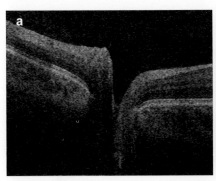
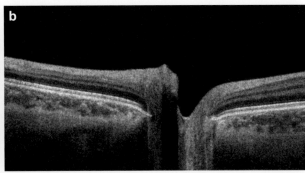

图1.3　视盘的光栅立方体扫描模式

a. Cirrus 5000。扫描程序：200 A-scan×200 B-scan（40 000点），扫描面积6 mm×6 mm。b. Triton。扫描程序：512 A-scan×256 B-scan（131 072点），扫描面积6 mm×6 mm。

多水平线光栅扫描模式：黄斑

多水平线光栅扫描模式是在小范围内重复进行B扫描（图1.4）。平均重复B扫描可以降低背景噪声水平并且改善组织的成像质量，这种技术可以提高小范围内组织

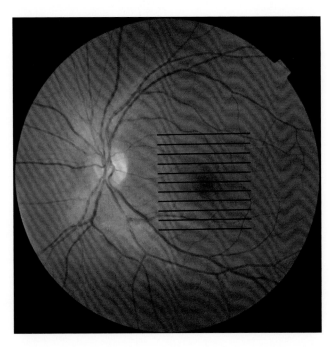

图1.4　多条水平线扫描模式示意图（黄斑）

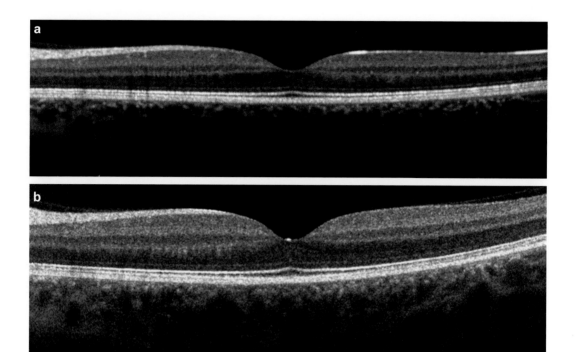

图1.5 黄斑多条水平线扫描模式

a. Spectralis。扫描程序：平均多达100次B-scan，每次B-scan伴1 024条A线。 b. Cirrus 5000。扫描程序：5次平行B-scan（每次6 mm），每次B-scan伴1 024条A线，平均扫描4次。

细节的分辨率。Spectralis（图1.5a）和Cirrus 5000（图1.5b）对黄斑都采用这种扫描模式。

环形扫描模式：视盘

环形扫描模式通常用于青光眼（图1.6），在视盘周围环绕直径约3.45 mm的圆，该圆包含了从整个视网膜沿视网膜神经纤维层汇集到视盘的全部视网膜神经节细胞轴突。请注意，只有Spectralis OCT环形扫描（图1.7a）采用平均重复B扫描，而Cirrus 5000 OCT环形扫描（图1.7b）没有应用这种技术。

放射状和放射状同心圆扫描模式：视盘

放射状扫描模式（图1.8）在中心位置（视盘扫描的视盘中心或黄斑扫描的中央凹）提供高密度扫描，在周边提供稀疏扫描。因此，就像Avanti OCT会将放射状扫描和放射线周边的环形扫描相结合，从而增加了周边的扫描密度，这种被称为放射状同心圆扫描模式（图1.9）。然而，由于放射状扫描和同心圆扫描的时间间隔相对较长，眼球不

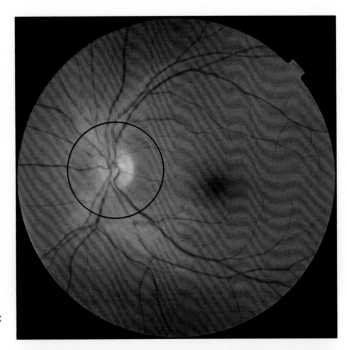

图1.6　环形扫描模式（视盘）示意图

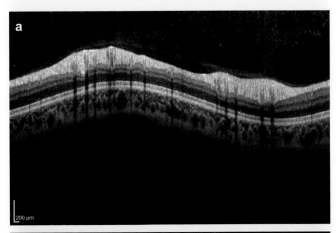

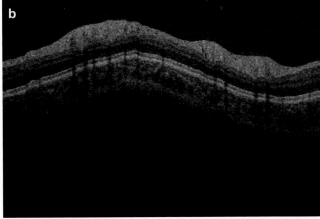

图1.7　视盘旁的环形扫描模式

a. Spectralis。扫描程序：以12°为跨度（直径约3.45 mm，取决于眼轴）行3次视盘旁环形扫描取平均。b. Cirrus 5000。扫描程序：从光栅立方体扫描中提取，200 A-scan×200 B-scan（40 000点），扫描面积6 mm×6 mm。

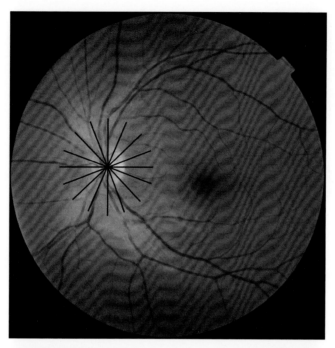

图1.8 放射状扫描模式（视盘）示意图

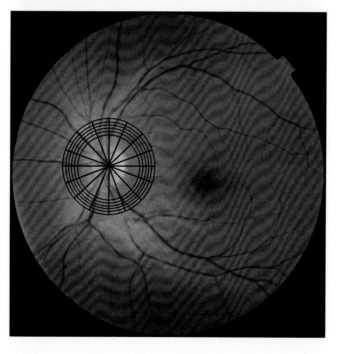

图1.9 放射状同心圆扫描模式（视盘）示意图

易固视，因此降低了这种扫描模式的可重复性。Spectralis OCT图像质量的"平滑"（图1.10a）和Avanti OCT图像质量的"颗粒状"（图1.10b）是经过不同技术处理图片的结果。Spectralis OCT最多平均100次B扫描创建一张图像。Avanti OCT不采用这种平均技术，但扫描的速度更快。

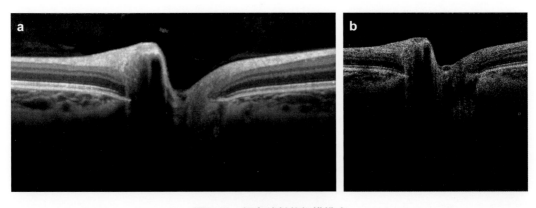

图1.10 视盘放射状扫描模式

a. Spectralis。扫描程序：24条径向线，扫描长度为3.4 mm（每条768次A-scan），间隔为7.5°。b. Avanti。扫描程序：6个同心环和12条径向线，扫描长度为3.4 mm（每条452次A-scan），间隔为15°。

广角扫描模式：视盘和黄斑

广角扫描模式可以同时对黄斑和视盘成像，使其成为临床医师的有用工具（图1.11）。该扫描模式的扫描范围为12 mm×9 mm。不同OCT设备使用不同的成像技术会导致眼球各结构成像质量存在差异，尤其是脉络膜。例如Triton OCT采用长波长光源。Avanti（图1.12a）是一个谱域OCT，而Triton（图1.12b）是一个扫频源OCT，对深层组织有更强的穿透力。

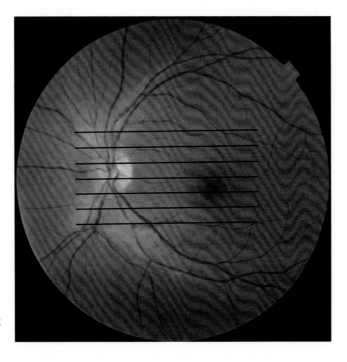

图1.11 广角扫描模式示意图（视盘和黄斑）

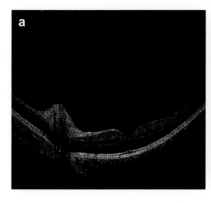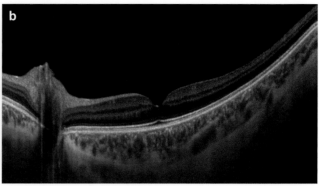

图1.12 视盘和黄斑的广角扫描模式

a. Avanti。扫描程序：200 A-scan×200 B-scan（102 400点），扫描面积12 mm×9 mm。b. Triton。扫描程序：512 A-scan×256 B-scan（131 072点），扫描面积12 mm×9 mm。

参考文献

[1] Fujimoto JG, Pitris C, Boppart SA, Brezinski ME. Optical coherence tomography: an emerging technology for biomedical imaging and optical biopsy. Neoplasia (New York, NY). 2000; 2(1−2): 9−25.

[2] Wu H, de Boer JF, Chen TC. Reproducibility of retinal nerve fiber layer thickness measurements using spectral domain optical coherence tomography. J Glaucoma. 2011; 20(8): 470−6.

[3] Hong S, Kim CY, Lee WS, Seong GJ. Reproducibility of peripapillary retinal nerve fiber layer thickness with spectral domain cirrus high-definition optical coherence tomography in normal eyes. Jpn J Ophthalmol. 2010; 54(1): 43−7.

[4] González-García AO, Vizzeri G, Bowd C, Medeiros FA, Zangwill LM, Weinreb RN. Reproducibility of RTVue retinal nerve fiber layer thickness and optic disc measurements and agreement with stratus optical coherence tomography measurements. Am J Ophthalmol. 2009; 147(6): 1067−74.

[5] Hong EH, Ryu SJ, Kang MH, Seong M, Cho H, Yeom JH, Shin YU. Comparison of repeatability of swept-source and spectral-domain optical coherence tomography for measuring inner retinal thickness in retinal disease. PLoS One. 2019; 14(1): e0210729.

第2章
如何获得高质量的青光眼OCT

What Makes for a Good OCT for Glaucoma?

Jean-Claude Mwanza and Donald L. Budenz

相干光层析成像术（OCT）已迅速被用于青光眼诊断和监测疾病的进展。OCT特别有助于区分疑似青光眼和早期青光眼，因为它能比视野检查更早地检测到青光眼性的损伤。精准诊断青光眼和及时发现其进展，除了依靠临床检查结果，还需要对OCT结果进行良好的解读，这需要满足许多要求。谱域OCT（SDOCT）自推出以来一直在进行硬件和软件更新，以继续提高其性能。因此，不同结构的分层和测量变得越来越精确。然而，这些改进并没有完全消除影响OCT扫描质量的伪影[1-4]。如果技术人员或临床医师没有识别出扫描质量的问题，会影响OCT解读并导致青光眼的误诊、分期的错误或其进展的误判。因此，临床医师在解读OCT结果时对可能存在的伪影保持警惕是很重要的，因为一次扫描就有可能存在多种类型的伪影[5]。高质量的青光眼OCT扫描应该没有任何类型的伪影。

OCT伪影的类型

有几种类型的OCT伪影，如果未被识别，可能会导致结果误读和误诊[6]。

信号强度低

这是指低于设备制造商推荐的最小阈值的信号强度值，如表2.1所示。在解释OCT扫描结果时，信号强度是评估其可靠性的关键指标，因为低于最小阈值的检测对解剖结构和相关测量会产生负面影响。信号强度低最常见的原因是白内障[7-9]（图2.1）和干眼症[6, 10]，但所有屈光介质混浊，如角膜瘢痕（图2.2），都可能降低信号强度。当信号强度降低时，视网膜神经纤维层（retinal nerve fiber layer, RNFL）、神经节细胞内丛状层（ganglion cell-inner plexiform layer, GCIPL）和神经节细胞复合体（ganglion cell complex, GCC）的测量值比实际更低。在白内障摘除或使用人工泪液润滑角膜后，可以获得正确的测量值。瞳孔边缘（图2.3）、OCT镜头污浊和玻璃体漂浮物也可导致信号

表 2.1　6 种谱域 OCT 的信号强度范围和正常阈值

设　　备	范　　围	正 常 阈 值
Spectralis (Heidelberg Engineering)	0～40	≥15
Cirrus HD–OCT (Carl Zeiss Meditec)	0～10	≥6
RTVue (Optovue)	0～100	≥30
3D–OCT (Topcon)	0～100	≥45
RS–300 (Nidek)	1～10	≥7
Copernicus HR (Optopol Technologies)	0～10	≥6

下降。

超范围扫描

也称为"失准伪影"，是指在 OCT 图像采集过程中目标移到扫描范围之外，从而切除了一部分的 OCT 图像（上部或下部）（图 2.4）。这种伪影在高度近视眼中常见，也可以在非近视眼中由于操作员的图像采集不佳（即扫描未对焦）而出现。由于一部分的扫描在框架之外，内置软件将无法检测和识别缺失部分的边界[11]。因此，在视网膜厚度图上相应区域显示变薄。但是这种伪影很容易被技术人员和医师识别，并且在图像采集过程中很容易避免。

镜面伪影

当系统生成相对于零延迟线对称的图像时，就会看到这种伪影。这是由于 SD–OCT 的基本工作原理傅立叶转换无法区分正、负时间延迟形成的结果[12]。最终生成的 OCT 图像产生反转。

镜面伪影有以下特征：① OCT 图像的边缘折叠。② 图像延伸超过视网膜并进入脉络膜。③ 在长眼轴和高曲率的高度近视眼中常见，特别当眼睛和 OCT 镜头之间的距离小于最佳距离时。但也发生在视网膜明显增厚，扫描位置不佳或者由于视网膜脱离、劈裂或肿瘤导致视网膜抬高的情况下。镜面伪影的校正需要正确定位视网膜以避免跨越零延迟线。如果周边视网膜厚度测量异常，也需要去确定 OCT 扫描是否存在镜面伪影。

眨眼伪影

尽管 SD–OCT 采集图像时间极短，但在此过程中仍有可能由于患者眨眼而形成眨眼

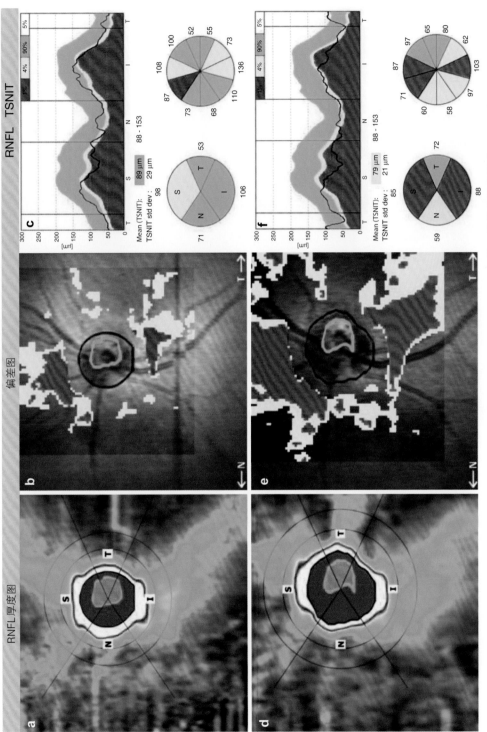

图2.1 一例左眼白内障的71岁男性患者的 Copernicus OCT 扫描，其他方面均健康

图像相隔 5 年拍摄。基线 OCT 图像显示视盘范围内，厚度图的 RNFL 厚度值在正常正常（a），偏差图显示 RNFL 厚度显示正常，TSNIT 曲线分布正常（b）和 TSNIT 曲线分布异常，尽管总体平均值正常（c）。随着白内障进展，d、e 和 f 随访图像显示比基线更薄的 RNFL 厚度（引自 Dr. Nilgun Solmaz, Ophthalmology Clinic, Haseki Trainning and Research Hospital, Istanbul, Turkey）。

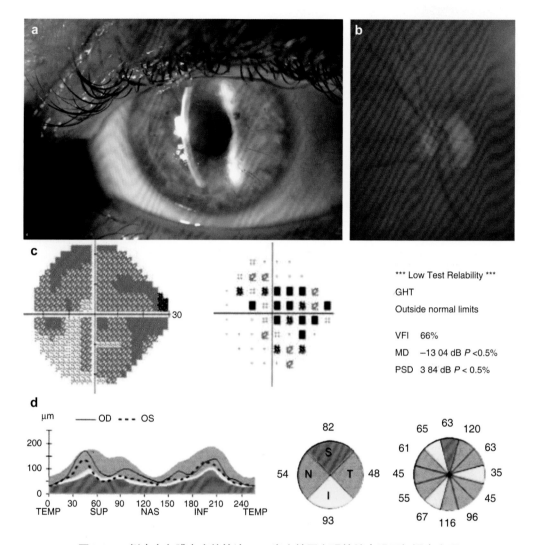

图2.2 一例来自角膜专家的转诊：48岁女性因左眼持续高眼压怀疑青光眼

患者因角膜溃疡行穿透性角膜移植术，目前局部使用类固醇激素滴眼液。检查显示角膜混浊（a）和因角膜混浊而模糊的正常视盘（b）。视野显示非特异性改变（c）。OCT显示平均RNFL变薄，并且多个钟点和象限变薄（d）。这种减少被认为是由于角膜混浊降低信号强度造成的。

伪影。伪影在en-face图、厚度图和偏差图中标记为黑色水平带，在视网膜断层B扫描图中标记为黑色垂直带（图2.5）。黑色条带代表数据丢失（图2.6），在厚度图上将显示为变薄。数据丢失程度与眨眼持续时间和次数呈正相关。因此，厚度和面积的测量值将低于实际值。

这也意味着正常受试者会处于异常值，青光眼患者疾病程度加重。设备操作员应指导患者在图像采集前眨眼，避免在采集过程中眨眼。一次扫描有一个还是多个条带取决于采集时间范围内的眨眼次数。除了眨眼伪影外，还有其他类型的伪影。

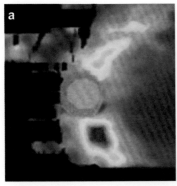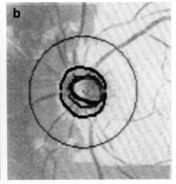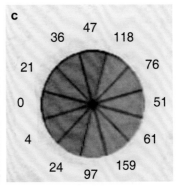

图2.3　Cirrus OCT信号受阻导致数据丢失的视盘旁扫描

受阻信号在厚度图（a）上以黑色区域和偏差图（b）上以红色区域表示。受阻区域会被设为零去计算平均值，从而错误地认为RNFL变薄；同时也体现在饼状厚度图（c）上。信号受阻的可能原因有：激光束击中未散瞳的瞳孔边缘、屈光介质混浊明显（如玻璃体漂浮物）、OCT镜头脏或玻璃体后脱离相关的Weiss环。

眼动伪影

在数据采集和图像重建过程中，如果眼睛或头部移动，就会出现眼动伪影。目前大多数SD-OCT都有内置跟踪系统，以最大限度减少眼动对扫描和图像重建的影响。然而，由于跟踪系统的缺陷以及仅减少水平运动而不能减少轴向运动，眼动伪影仍然可能发生。眼动伪影在偏差图（图2.7）中会出现视网膜血管偏移或错位和（或）视盘盘沿错位（图2.8）。

"双凹"图像也是采集过程中眼睛微动引起的[13]。眼动伪影很常见，而且不容易被识别。在视盘扫描中，钟点位RNFL厚度的测量比平均和象限值更容易受眼动伪影的影响[11]。如果伪影贯穿视盘，地形测量会受到影响。如果伪影位于数据采样区内，测量会受到影响，因此带有此类伪影的扫描应丢弃。

分层错误

在青光眼OCT中，分层是内置软件检测和描绘视盘和视杯的边界以及RNFL、GCIPL或GCC的前、后边界。正确识别解剖结构边界对于测量的可靠性至关重要。分层错误将因错误的原因得出比实际更低或更高的值。分层错误会因分层算法的随机错误产生，但是如果有视盘周围萎缩（图2.9）和玻璃体视网膜疾病[14, 15]，其发生率增加。同时，在晚期青光眼中比早期更常见，因为分层越薄越困难。

分层错误包括：① 视盘和（或）视网膜内层边界的错误定位（图2.10～图2.12）。② 视网膜内、外层边界不完整。③ 分层线向上或向下延长。

分层错误很明显时可以重复扫描，但有些分层错误需要仔细检查才能观察到。临床医师需快速但仔细地检查en face图和B扫描断层图是否存在分层错误。需要注意一点：即使在晚期青光眼，RNFL、GCILPL和GCC厚度也永远不会为0 μm或接近0 μm。

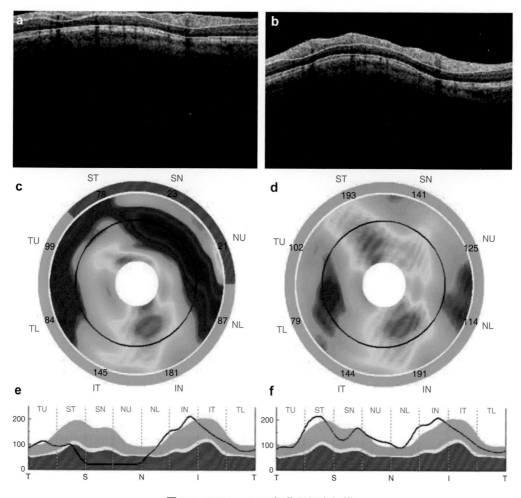

图2.4 RTVue OCT超范围视盘扫描

其中B断层图上部被切掉（a），导致厚度图（b）和TSNIT曲线图的上方、颞上、鼻上和鼻侧的RNFL变薄（c）。d、e和f显示的图像来自几分钟后对同一只眼睛的正确扫描，测量值在正常范围内（引自Teesha Corcoran and Veronica Jones, Kittner Eye Center, University of North Carolina at Chapel Hill, NC, USA）。

由于SD-OCT的地板效应，Spectralis OCT RNFL最薄约为50 μm[16-18]，RTVue和Spectralis OCT的GCC最薄为64～75 μm[16-20]，Cirrus HD-OCT和3D-OCT的GCIPL最薄为52～58 μm[19,20]。

在所有OCT设备中，青光眼晚期比早期更容易出现分层错误，频率因设备而异。如果OCT扫描显示分层错误，需要重复2～3次扫描以排除随机算法错误的可能性，除非找到导致此类错误发生的解剖学原因。如果错误仍然存在，建议更换设备再次扫描；有条件的话，最好是相同类型的设备。

偏心误差

正常扫描需要定位在视盘或黄斑中心，任何偏离这位置的扫描都称为偏心误差。偏

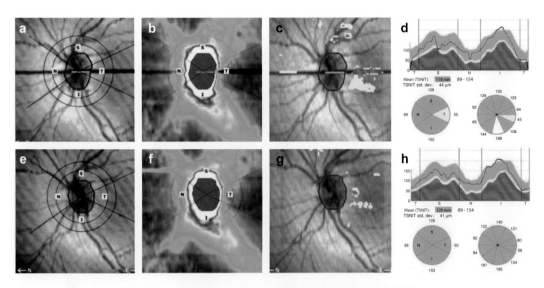

图2.5　Copernicus OCT左眼视盘旁扫描显示眨眼伪影

在en face图（a）、厚度图（b）和偏差图（c）中标记为黑色水平带。RNFL厚度在视盘旁颞侧（c、d）轻度变薄。在下面的en face图（e）、厚度图（f）和偏差图（g）上没有眨眼伪影，RNFL测量值正常（h）（引自Dr. Nilgun Solmaz, Ophthalmology Clinic, Haseki Training and Research Hospital, Istanbul, Turkey）。

心误差可能是无意的，也可能是由于内置自动居中系统的故障或黄斑扫描时固视不佳造成的。偏心通常是水平方向的鼻侧（图2.13）或颞侧（图2.14），但也可能是垂直方向的（图2.15）。

如果扫描环偏颞侧，那么RNFL将比环居中时的颞侧变薄，鼻侧变厚。扫描环移位明显，可以轻易识别，如果移位较小，需要仔细观察才能发现，否则就会被忽视。黄斑扫描的偏心误差也会影响GCC、GCIPL和总视网膜厚度的测量。圆形、椭圆形或格状OCT扫描环的准确选择和定位对于优化准确性至关重要。

小结

虽然OCT扫描图像采集速度、分辨率和测量精度有了显著提高，但伪影仍会存在。它有很多类型，一次扫描也可以多种并存。技术人员和临床医师需要记住每种伪影的特点，这样可以更方便地识别它们。扫描区域内的伪影如果没有被识别，可能会导致错误的测量结果，从而会因数据误解最终导致错误的临床判断。识别伪影是OCT解读过程的第一步，这可通过系统的OCT分析来实现，所示如下。

（1）查看OCT信号强度以确保它符合制造商推荐的阈值，屈光介质混浊或其他已知会降低信号强度的状况除外。临床医师需让设备操作员知道患者是否有干眼，届时操作员会在扫描前提醒患者润滑眼睛并保持其闭合。

（2）根据不同设备需要去检查眼底照和偏差图，确保扫描环在视盘和黄斑居中，否

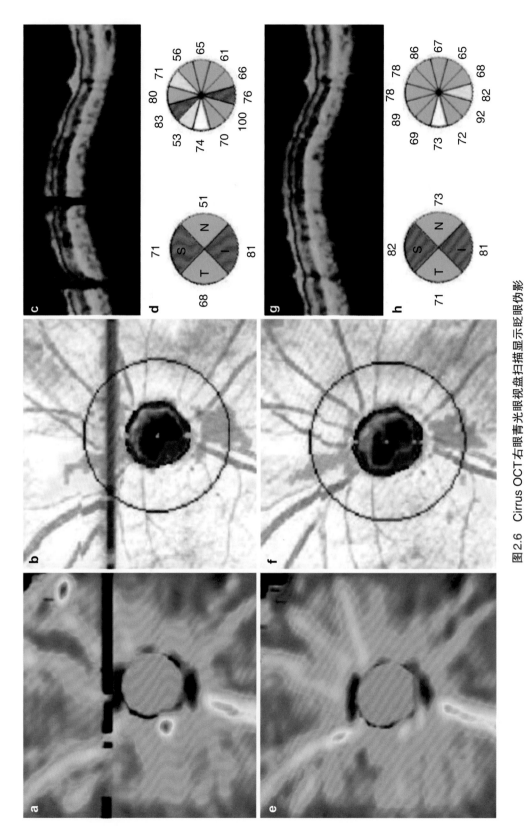

图2.6 Cirrus OCT右眼青光眼视盘扫描显示眨眼伪影

在en face图（a）中标记为黑色水平带。在偏差图（b）中标记为黑色和红色水平带。在断层图（c）中标记为黑色垂直带。测量值比有眨眼伪影来的厚。e、f、g和h图来自同一只眼睛的正确扫描，没有眨眼伪影。标记为黑色垂直带表示数据丢失。饼状厚度图（d）显示上、下方变薄。

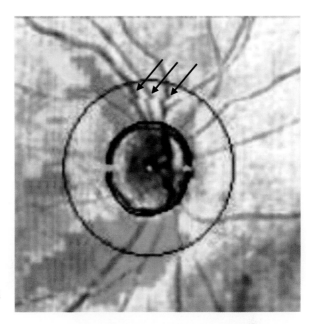

图2.7　Cirrus OCT右眼扫描

显示眼动伪影为偏差图环形扫描线内的上方视网膜血管错位（黑色箭头）。

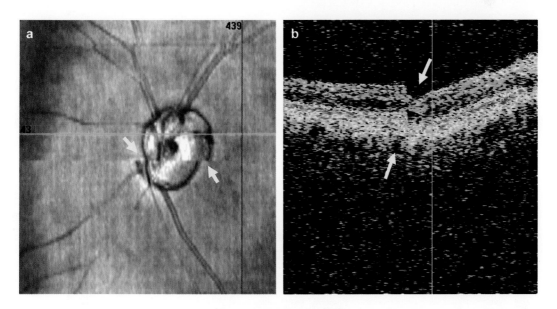

图2.8　RTVue OCT扫描

显示眼动伪影为视盘边界错位（a），这也显示在断层图像上（b）。注意黄色箭头标记的位置。

则会存在偏心误差。

（3）仔细检查眼底照和RNFL厚度图，确保视盘和视杯的准确勾勒，否则会导致分层错误。

（4）查看TSNIT RNFL图的峰值，它们的分布规律应与规范数据库提供的位置相匹配。视盘扭转和偏心常常导致峰值对应不匹配。

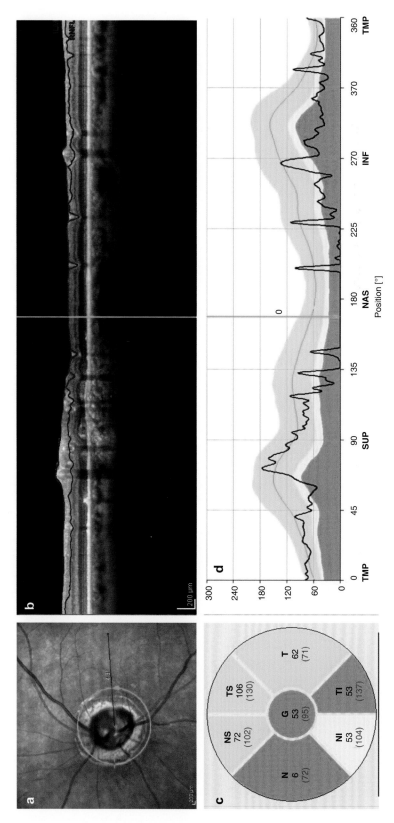

图2.9 Spectralis OCT左眼青光眼视盘扫描

enface OCT图（a）显示扫描线穿过鼻上方视盘旁萎缩区，导致分层失败。在断层图（b）上显示无法识别RNFL的后边界。在RNFL厚度饼图（c）上，平均和多个扇区值为红色，但这属于伪影，没有临床意义。在TSNIT曲线图（d）上，对应的RNFL线下降到零，由于地板效应，这在生理上是不可能存在的。

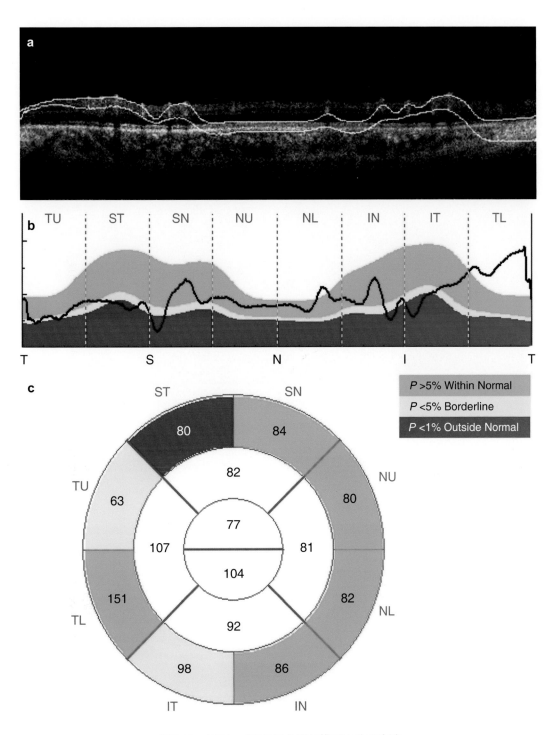

图2.10 RTVue OCT视盘旁扫描显示分层失败

如断层扫描图（a）所示：RNFL边界识别错误有时仅1个，有时2个。因此，RNFL TSNIT图（b）和扇区分析图（c）中的测量值是错误的。

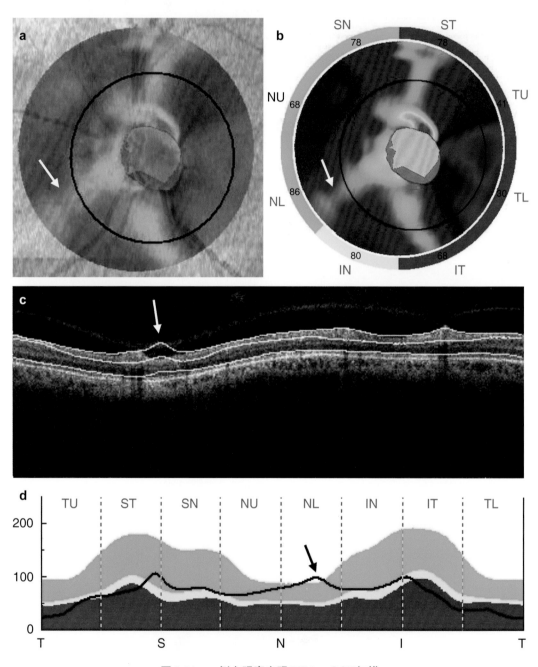

图 2.11　一例左眼青光眼 RTVue OCT 扫描

显示视盘鼻下方 RNFL 分层错误（白色箭头；a、b）。分层选取了玻璃体后界膜和 RNFL 前界膜（c），而不是 RNFL 的前、后边界。这导致 TSNIT 图（d）鼻下方 RNFL 变厚，由于 RNFL 通常在颞上和颞下是最厚的，故此图形表现是非典型的。

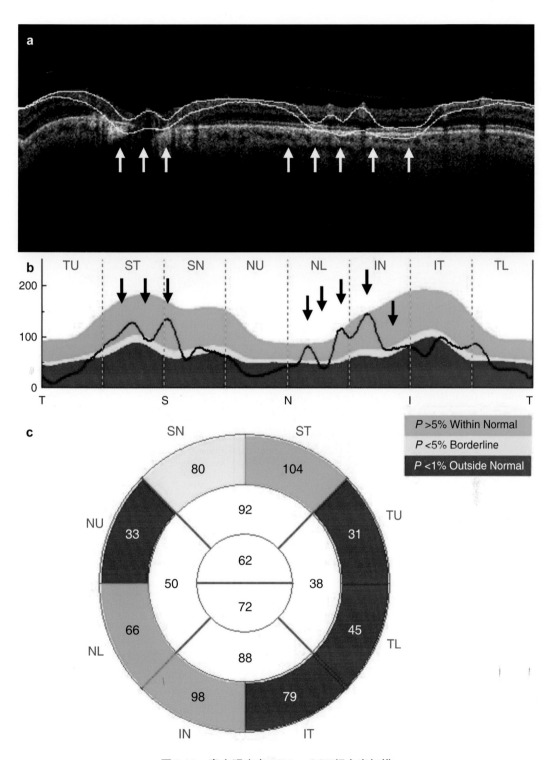

图2.12 青光眼患者RTVue OCT视盘旁扫描

在线图（a）和TSNIT图（b）中显示由于颞上、鼻上和鼻侧的RNFL分层错误，导致RNFL测量值的错误。在扇区图中标记为黄色和红色（c）。

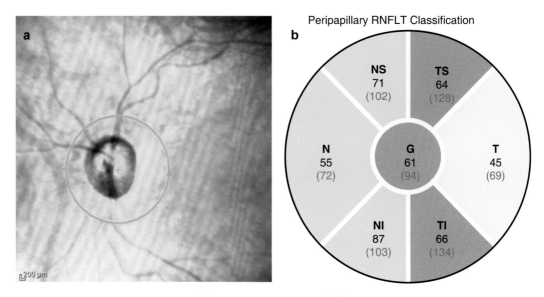

图 2.13　Spectralis OCT 扫描

偏向颞侧（a）。RNFL 鼻侧较厚（b），而颞侧比实际更薄（b）。因为有自动居中系统，偏心扫描并不常见，但仍可能发生。

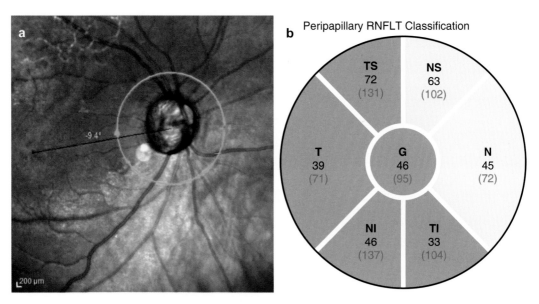

图 2.14　Spectralis OCT 扫描居中定位差

扫描环更靠近视盘上边界（a）。在这种情况下，RNFL 在上方的测量值比实际值厚，下方的比实际薄（b）。

（5）如果在青光眼中 RNFL、GCC 和 GCIPL 厚度低于 50 μm，那么分层错误的可能性较大。如果黄斑中心凹厚度低于 40 μm，也需要考虑分层错误。

（6）黄斑 GCLIPL 厚度测量特别容易出现分层错误，特别是存在视盘水肿和外层视网膜疾病（如黄斑变性）的情况下。

（7）检查厚度图和 B 扫描图中的伪影，包括分层错误。

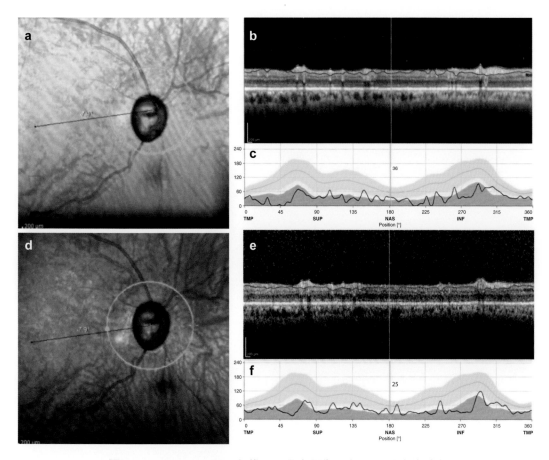

图 2.15　Spectralis OCT 扫描环位置放置错误对 RNFL 厚度的影响

扫描环更靠近视盘颞下方（a）。RNFL 在某些位置（b、c）看起来更薄，甚至下降到零。同一只眼睛的视盘上正确放置扫描环（d），RNFL 厚度分布发生了变化（e、f）。

（8）检查厚度和概率图中是否存在与 RNFL 弓形束的解剖分布不匹配的绝对丢失矩形区。

参考文献

［1］Alshareef RA, Dumpala S, Rapole S, Januwada M, Goud A, Peguda HK, et al. Prevalence and distribution of segmentation errors in macular ganglion cell analysis of healthy eyes using cirrus HD-OCT. PLoS One. 2016; 11: e0155319.

［2］Awadalla MS, Fitzgerald J, Andrew NH, Zhou T, Marshall H, Qassim A, et al. Prevalence and type of artefact with spectral domain optical coherence tomography macular ganglion cell imaging in glaucoma surveillance. PLoS One. 2018; 13: e0206684.

［3］Asrani S, Essaid L, Alder BD, Santiago-Turla C. Artifacts in spectral-domain optical coherence tomography measurements in glaucoma. JAMA Ophthalmol. 2014; 132: 396–402.

［4］Giani A, Cigada M, Esmaili DD, Salvetti P, Luccarelli S, Marziani E, et al. Artifacts in automatic retinal segmentation using different optical coherence tomography instruments. Retina. 2010; 30: 607−16.

[5] Liu Y, Simavli H, Que CJ, Rizzo JL, Tsikata E, Maurer R, et al. Patient characteristics associated with artifacts in Spectralis optical coherence tomography imaging of the retinal nerve fiber layer in glaucoma. Am J Ophthalmol. 2015; 159: 565−76. e562.

[6] Stein DM, Wollstein G, Ishikawa H, Hertzmark E, Noecker RJ, Schuman JS. Effect of corneal drying on optical coherence tomography. Ophthalmology. 2006; 113: 985−91.

[7] Kim NR, Lee H, Lee ES, Kim JH, Hong S, Je Seong G, et al. Influence of cataract on time domain and spectral domain optical coherence tomography retinal nerve fiber layer measurements. J Glaucoma. 2012; 21: 116−22.

[8] Kok PH, van den Berg TJ, van Dijk HW, Stehouwer M, van der Meulen IJ, Mourits MP, et al. The relationship between the optical density of cataract and its influence on retinal nerve fibre layer thickness measured with spectral domain optical coherence tomography. Acta Ophthalmol. 2013; 91: 418−24.

[9] Mwanza JC, Bhorade AM, Sekhon N, McSoley JJ, Yoo SH, Feuer WJ, et al. Effect of cataract and its removal on signal strength and peripapillary retinal nerve fiber layer optical coherence tomography measurements. J Glaucoma. 2011; 20: 37−43.

[10] Ghazi NG, Much JW. The effect of lubricating eye drops on optical coherence tomography imaging of the retina. Digit J Ophthalmol. 2009; 15: 1−3.

[11] Taibbi G, Peterson GC, Syed MF, Vizzeri G. Effect of motion artifacts and scan circle displacements on cirrus HD-OCT retinal nerve fiber layer thickness measurements. Invest Ophthalmol Vis Sci. 2014; 55: 2251−8.

[12] Ho J, Castro DP, Castro LC, Chen Y, Liu J, Mattox C, et al. Clinical assessment of mirror artifacts in spectral-domain optical coherence tomography. Invest Ophthalmol Vis Sci. 2010; 51: 3714−20.

[13] Baskin DE, Gault JA, Vander JF, Dugan JD Jr. Double fovea artifact. Ophthalmology. 2011; 118: 429 e421.

[14] Alshareef RA, Goud A, Mikhail M, Saheb H, Peguda HK, Dumpala S, et al. Segmentation errors in macular ganglion cell analysis as determined by optical coherence tomography in eyes with macular pathology. Int J Retina Vitreous. 2017; 3: 25.

[15] Ray R, Stinnett SS, Jaffe GJ. Evaluation of image artifact produced by optical coherence tomography of retinal pathology. Am J Ophthalmol. 2005; 139: 18−29.

[16] Moghimi S, Bowd C, Zangwill LM, Penteado RC, Hasenstab K, Hou H, et al. Measurement floors and dynamic ranges of OCT and OCT angiography in glaucoma. Ophthalmology. 2019; 126: 980−8.

[17] Mwanza JC, Budenz DL, Warren JL, Webel AD, Reynolds CE, Barbosa DT, et al. Retinal nerve fibre layer thickness floor and corresponding functional loss in glaucoma. Br J Ophthalmol. 2015; 99: 732−7.

[18] Mwanza JC, Kim HY, Budenz DL, Warren JL, Margolis M, Lawrence SD, et al. Residual and dynamic range of retinal nerve fiber layer thickness in glaucoma: comparison of three OCT platforms. Invest Ophthalmol Vis Sci. 2015; 56: 6344−51.

[19] Miraftabi A, Amini N, Morales E, Henry S, Yu F, A A, et al. Macular SD-OCT outcome measures: comparison of local structure-function relationships and dynamic range. Invest Ophthalmol Vis Sci. 2016; 57: 4815−23.

[20] Ueda K, Kanamori A, Akashi A, Kawaka Y, Yamada Y, Nakamura M. Difference in correspondence between visual field defect and inner macular layer thickness measured using three types of spectral-domain OCT instruments. Jpn J Ophthalmol. 2015; 59: 55−64.

第3章
青光眼视网膜神经纤维层的分析

Retinal Nerve Fiber Layer Analysis in Glaucoma

Angelo P. Tanna

OCT在青光眼诊断和管理中的首次广泛应用始于时域OCT对视网膜神经纤维层（RNFL）的分析，特别是视盘周围（circumpapillary, cp）RNFL[1]。从那时起，谱域（spectral domain, SD）、扫频光源（swept source, SS）和其他先进OCT的出现实现了更高分辨率和更快的扫描[2]。当代OCT平台可以对整个后极部RNFL厚度以及许多其他结构参数进行详细、高分辨率的分析。因此，cpRNFL分析是评估青光眼患者最重要和最常用的工具之一[3]。

有研究表明，在人类尸检眼和猴子模型中青光眼性视网膜神经节细胞（retinal ganglion cell, RGC）丢失与视功能密切相关[4]。青光眼诊断中评估视功能最常用的方法是标准自动视野检查（standard automated perimetry, SAP），并且已有研究表明：结构异常通常先于SAP异常被检出。

据报道，正常成人视网膜含有60万～150万个RGC[5,6]。年龄相关性细胞凋亡每年约为0.5%。RGC绕过黄斑将它们的轴突汇集到视盘，如图3.1和图3.2所示。

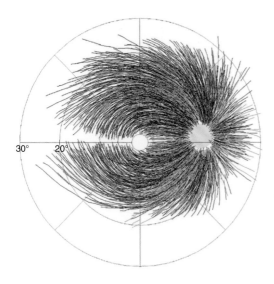

30° 20°

图3.1 视网膜神经纤维层（Henle层）解剖示意图
视网膜颞侧的视网膜神经节细胞将它们的轴突绕过黄斑中央汇集到视盘的上、下方，从而最大限度地提高黄斑区内层视网膜的清晰度，从而优化视力。因此，颞侧水平中缝两侧的视网膜神经节细胞汇集到视盘的上、下两极，解释了许多常见青光眼视野缺损的模式。由于筛板的结构特点，视盘颞下和颞上最容易受损，这也解释了为什么cpRNFL的相应区域在青光眼中最早受到影响（转载自Jansonius等[12]，经Elsevier许可）。

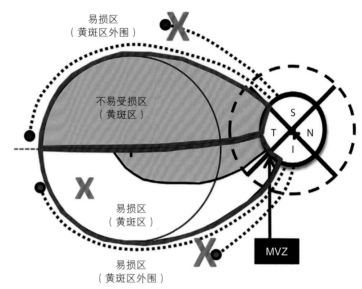

图3.2 视盘不同区域和其对应 RNFL青光眼性损伤易感性示意图

黄斑易损区（MVZ）很重要，因为它很常见并影响旁中心视力（转载自Hood[13]，经Elsevier许可）。

SD-OCT测量的cpRNFL厚度可用于青光眼的诊断，并且在鉴别正常眼和青光眼方面具有很高的准确性[3]，如图3.3～图3.7所示。此外，随访RNFL的变化比随访SAP能更早检测到青光眼的进展[7]，如图3.8和图3.9所示。然而，在疾病的晚期，SAP和其他基于OCT的测量比RNFL的结构性改变能更敏感地检测到疾病进展。

青光眼晚期患者cpRNFL厚度到达地板效应即其平均厚度已到极限值。该值在不同的OCT平台有差异：Spectralis约为49 μm，Cirrus约为57 μm，RTVue约为65 μm[8]。剩余的cpRNFL厚度由剩余的血管和神经胶质组织组成。Spectralis OCT的cpRNFL厚度测量的动态范围更大，且可检测到的进展更细微。然而，在许多晚期病例中，可以通过仔细检查cpRNFL曲线图发现有意义的监测位点以了解疾病的进展。OCT也可以通过测量黄斑区厚度和血管密度，监测疾病的进展。

OCT成像伪影干扰RNFL厚度的精准测量也是很常见的[9]，包括自动分层错误（图3.10和图3.11）、视盘周围解剖异常（图3.10）、视盘周围玻璃体视网膜界面异常（图3.11和图3.12）、视盘周围视网膜劈裂（图3.13）和其他导致RNFL测量不准确的因素（表3.1）。尽管可以通过查看RNFL厚度曲线图观察到伪影的存在，但为了确保不存在此类测量误差，医师必须仔细查看OCT图像。

近视

近视是青光眼的危险因素，这与视盘及其周围结构异常有关，使得青光眼的临床诊断具有挑战性。异常包括视盘倾斜、视盘旁萎缩和葡萄肿。这些异常和RNFL解剖异常限制了RNFL OCT成像的实用性和诊断准确性[10]。

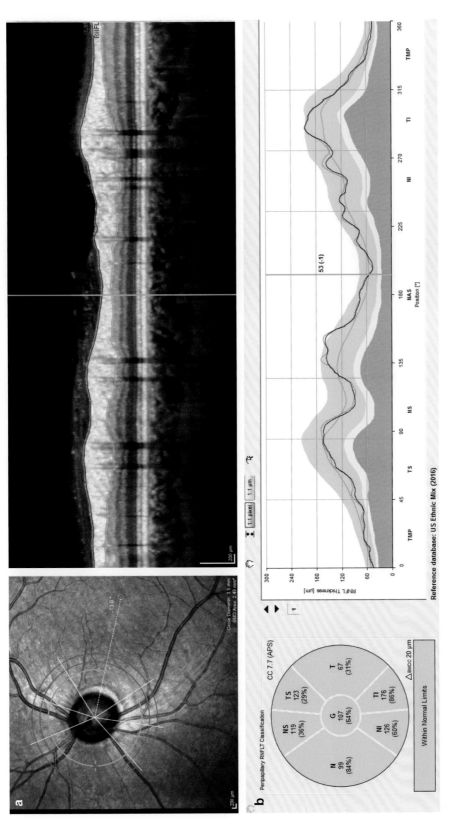

图3.3　SD-OCT 正常 cpRNFL 成像

a. OCT 视盘旁扫描 RNFL 分层图。在 SD-OCT 平台上，高分辨率是通过以视盘为中心平均 100 次 12° 环形扫描来实现的，每个扫描包括 1 536 次 A 扫描（眼睛直径约为 3.5 mm）。扫描以视盘为中心可以由操作者在第一次扫描时手动实现，也可以由仪器根据 Bruch 膜开口（Bruch's membrane opening, BMO）的几何中心自动定位。在后续随访中，需要使用相同的定位进行扫描，这样有利于 RNFL 厚度的定量比较。b. 与设备特定的标准数据库匹配的正常 cpRNFL 厚度曲线图。需要注意的是，BMO 与视盘临床边界并不精确对应。RNFL 厚度曲线图通常称为 TSNIT 图，是 cpRNFL 的环形图。在右侧图从颞侧颞上和颞下，这里存在较多的轴突和脉管系统。RNFL 最厚的区域位于视盘颞上和颞下，最后是颞侧。也有人建议 cpRNFL 厚度曲线显示为 NSTIN 图（从右眼 3 点钟方向鼻部开始，图从颞侧开始（从 9 点钟开始，右眼顺时针方向），然后是颞上方，下方，鼻侧，最后是颞侧。逆时针方向进行）。

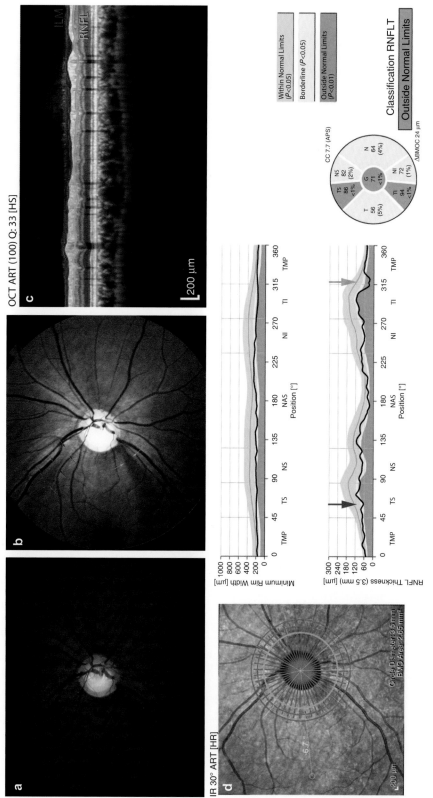

图3.4 一例青光眼性视盘伴视网膜神经纤维层异常

a. 青光眼性凹陷大视盘伴下方RNFL楔形缺损的典型例子。b. 高对比度无赤光图显示RNFL缺损,用红色箭头标记颞下方明显缺损的RNFL,用蓝色箭头标记上方不太明显的相对缺损区。c. 以视盘为中心的12°环形扫描,没有分层错误或其他伪影。d. 对照标准数据库显示青光眼RNFL缺损的最常见模式——颞下RNFL束(蓝色箭头)和颞上RNFL束(红色箭头)变薄。彩色箭头所标注的位置与图b所示的缺损区域是相同的。

轴性近视会引起视网膜变薄，然而具体哪个位置变薄仍存在争议。此外，由于OCT成像的光学特性，随着轴性近视度数的增加，投影或重建的扫描直径会比12°或≈3.45 mm大。因此，在近视眼中RNFL实际测量的位置与较小眼相比是离视盘更远的。与大多数非近视健康眼的规范数据库进行比对，会导致RNFL厚度测量值偏低。因此也有建议轴性近视的RNFL厚度需要校正调整+1.3 μm/屈光度。

轴性近视眼视盘周围RNFL厚度曲线可能不同：颞上和颞下RNFL束峰可能会偏移到颞侧（图3.14）。仔细观察RNFL厚度曲线图会提醒临床医师注意这种异常。在亚裔中开发了近视规范数据库，提高了RNFL诊断准确性[11]。

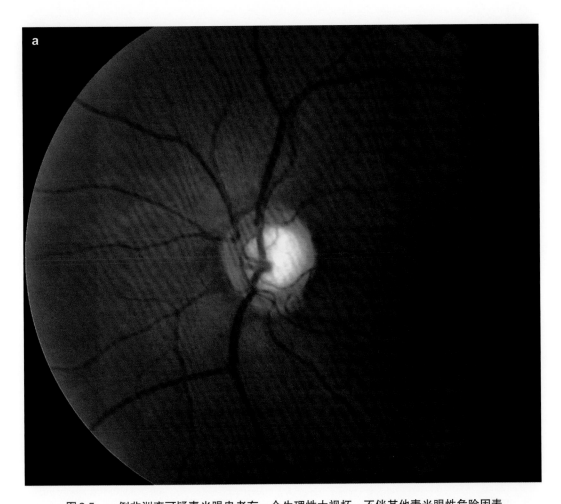

图3.5　一例非洲裔可疑青光眼患者有一个生理性大视杯，不伴其他青光眼性危险因素

a. 具有可疑的青光眼性视盘凹陷。b. 视野检测正常。c. Spectralis OCT与标准数据库比对，青光眼概述报告显示cpRNFL正常。该患者为大视杯，Bruch膜开口面积为2.69 mm²（＊）。影像学检查结果令人放心，然而，与标准数据库比对，下方的cpRNFL厚度处于下限。虽然没有图片显示，但cpRNFL厚度与对侧眼睛高度对称。

b

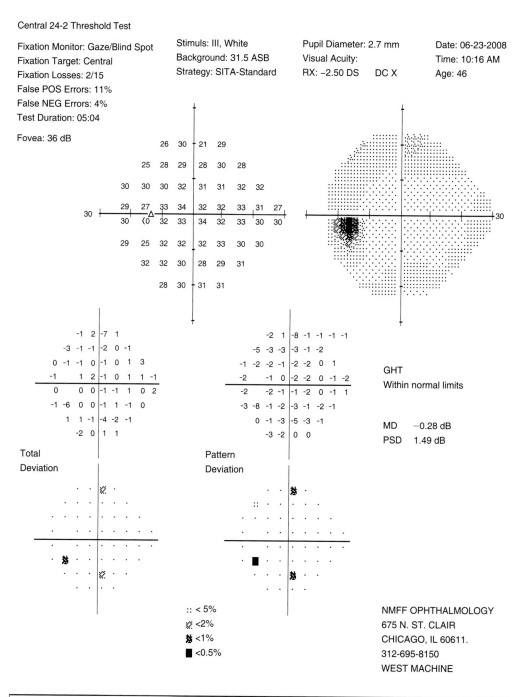

Central 24-2 Threshold Test

Fixation Monitor: Gaze/Blind Spot
Fixation Target: Central
Fixation Losses: 2/15
False POS Errors: 11%
False NEG Errors: 4%
Test Duration: 05:04

Fovea: 36 dB

Stimulus: III, White
Background: 31.5 ASB
Strategy: SITA-Standard

Pupil Diameter: 2.7 mm
Visual Acuity:
RX: –2.50 DS   DC X

Date: 06-23-2008
Time: 10:16 AM
Age: 46

```
            26  30    21  29
        25  28  29    28  30  28
    30  30  30  32    31  31  32  32
    29  27  33  34    32  32  33  31  27
30  30  (0  32  33    34  32  33  30  30              30
    29  25  32  32    32  33  30  30
        32  32  30    28  29  31
            28  30    31  31
```

```
        -1  2  -7   1
      -3 -1 -1  -2  0  -1
    0 -1 -1  0  -1  0   1  3
   -1     1  2  -1  0   1  1  -1
    0     0  0  -1 -1   1  0  2
   -1 -6  0  0  -1  1  -1  0
       1  1 -1  -4 -2  -1
      -2  0  1   1
```

```
         -2  1  -8  -1  -1  -1  -1
       -5  -3  -3  -3  -1  -2
     -1  -2  -2  -1  -2  -2   0   1
     -2      -1   0  -2  -2   0  -1  -2
     -2      -2  -1  -1  -2   0  -1   1
     -3  -8  -1  -2  -3  -1  -2  -1
        0  -1  -3  -5  -3  -1
       -3  -2   0   0
```

GHT
Within normal limits

MD   −0.28 dB
PSD   1.49 dB

Total
Deviation

Pattern
Deviation

:: < 5%
⠿ <2%
✖ <1%
■ <0.5%

NMFF OPHTHALMOLOGY
675 N. ST. CLAIR
CHICAGO, IL 60611.
312-695-8150
WEST MACHINE

© 2005 Cari Zeiss Meditec
HFA II 750-9678-4.1/4.1

图 3.5（续）

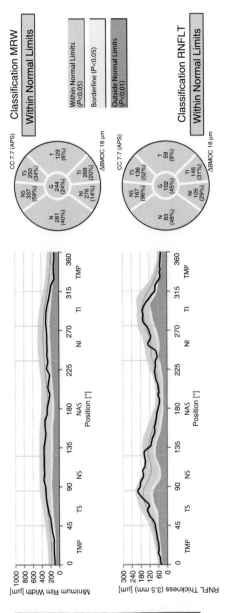

图3.5（续）

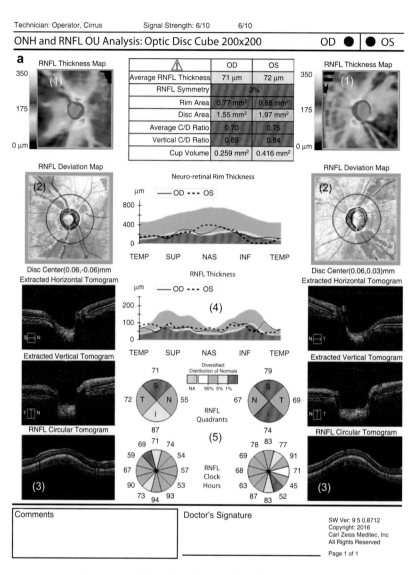

图3.6　3个不同OCT平台显示青光眼性RNFL缺损

a. Cirrus OCT视盘和RNFL报告（视盘立方体报告）显示双眼青光眼性视神经改变和RNFL损伤。报告顶部显示右眼和左眼RNFL厚度热图（1）。厚度偏差图（2）突出显示与标准数据库比对厚度位于下限5%（黄色）或1%（红色）的区域。清晰显示楔形缺损的位置有助于确认青光眼性损伤。值得注意的是，其他视神经疾病如果也是视盘水平损伤引起的，例如前部缺血性视神经病变，也会有类似的RNFL缺损。报告底部显示从200次水平光栅扫描6 mm×6 mm视盘区域中提取的3.45 mm直径环形断层图（3）。需要检查扫描是否存在分层错误或其他伪影。cpRNFL厚度曲线一起显示以便观察不对称性（4）。定量呈现cpRNFL厚度平均值、扇形值和钟点位值（5）。所有cpRNFL厚度值均使用标准颜色编码系统与标准数据库进行比对，黄色代表下限5%，红色代表下限1%。b. Optovue OCT右眼视盘和RNFL分析。报告右上角显示3.40 mm直径的环形断层图（1）。cpRNFL厚度曲线显示在此下方，并与标准数据库比对（2）。另外的报告还显示与对侧眼睛的不对称性。RNFL厚度热图显示整个视盘旁毛细血管区域（3）。cpRNFL平均和扇形值以定量方式呈现，并使用标准颜色编码系统与标准数据库比对（3）。c. Spectralis OCT青光眼概述报告。报告顶部显示右眼和左眼视盘的激光共聚焦扫描图（1）。下面是12°环形cpRNFL扫描图（2）；ART 100表示100次循环扫描数据取平均值；Q表示质量分（制造商建议阈值≥15，最好>25）以及使用标准颜色编码系统与规范数据库比对（3）。cpRNFL平均和扇形值以定量方式呈现，并使用标准颜色编码系统与规范数据库比对（4）。在报告中间显示双眼不对称性（＊）。

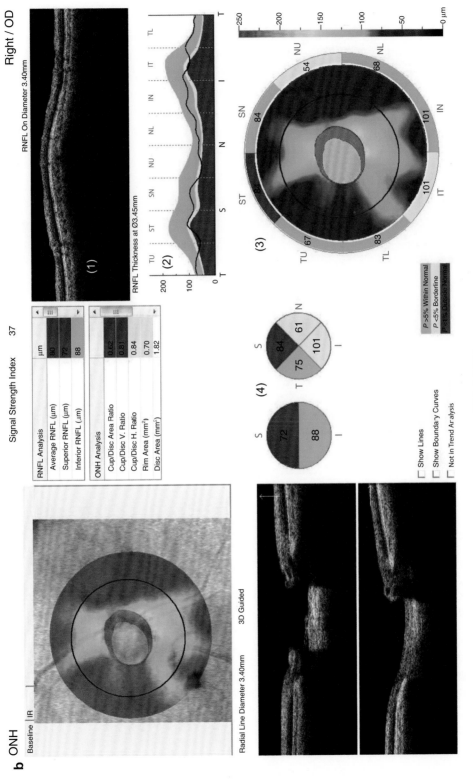

图3.6（续）

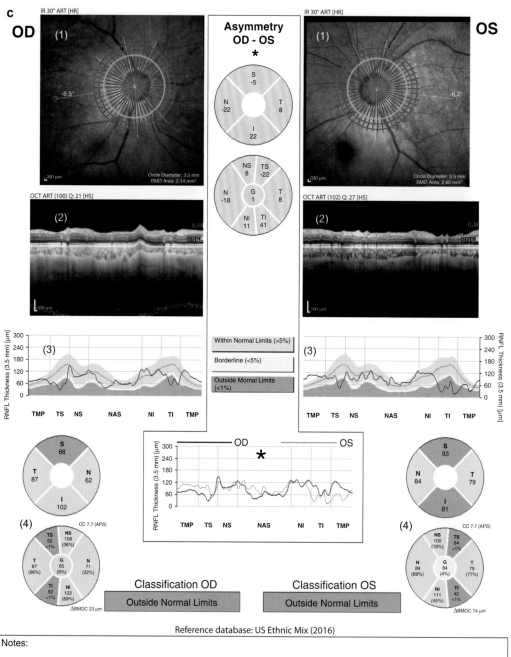

图 3.6（续）

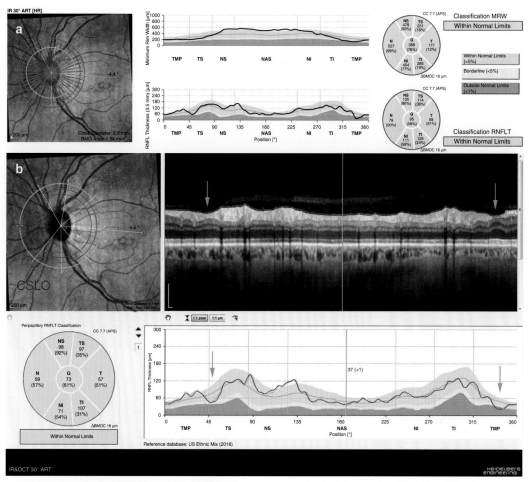

RNFL偏差图

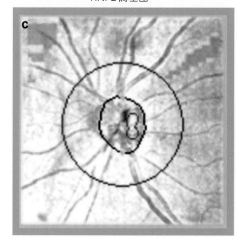

图3.7 青光眼性RNFL缺损

与标准数据库比对，cpRNFL厚度曲线图初步评估为正常（a）。仔细观察TSNIT图发现两个局限RNFL缺损区（b，蓝色箭头）。在激光共聚焦扫描（confocal scanning laser ophthalmoscopy, CSLO）图中这两个区域存在RNFL楔形缺损。Cirrus 5000 OCT视盘立方扫描RNFL TSNIT图中与标准数据库比对显示象限和钟点位值也正常；然而，偏差图显示上方RNFL缺损（c）。该患者青光眼性损伤累及黄斑。从某种意义上来说，这种损伤是"轻度"的，因为标准自动视野中央24°～30°的检查几乎是正常的；然而，中央视野检查显示旁中心视功能的损害。

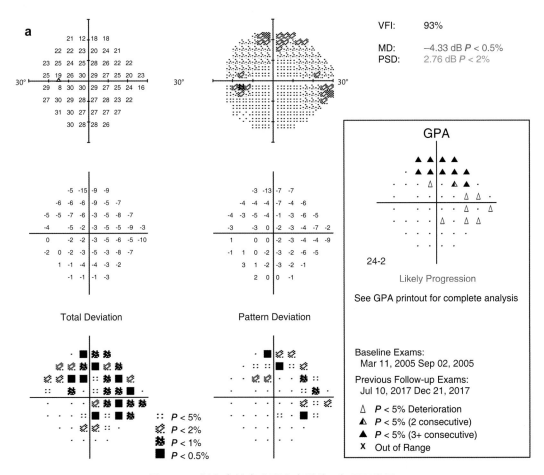

图3.8　一例色素性青光眼患者随访9年显示进展

a. Cirrus青光眼进展分析显示病情进展。b. Spectralis OCT变化报告显示2年期间患者不依从治疗cpRNFL厚度显著变薄。与第一次基线检查相比，红色代表cpRNFL变薄。该报告很有价值，因为在cpRNFL厚度曲线图上显示变薄的区域。c. Spectralis OCT趋势报告提供RNFL厚度的平均和扇形变化值和图形。即使变化明显，但医师必须确定该变化是否具有临床意义。d. Cirrus引导进展分析报告显示RNFL变薄。除了提供cpRNFL厚度数据，Cirrus还提供以视盘为中心的6 mm×6 mm区域内的RNFL厚度信息。变化分析是比较系列检查结果，考虑到检测的变化幅度与每个位置的变异性，需要重复测试进行确认。根据该位置恶化的统计学意义来确定被标记为橙色或红色。RNFL厚度热图（*）和第4、5次检查的数据表明几乎没有变化。然而，RNFL厚度变化图（†）标记显著变化——这是因为标记为橙色或红色的阈值部分取决于重复验证测试。

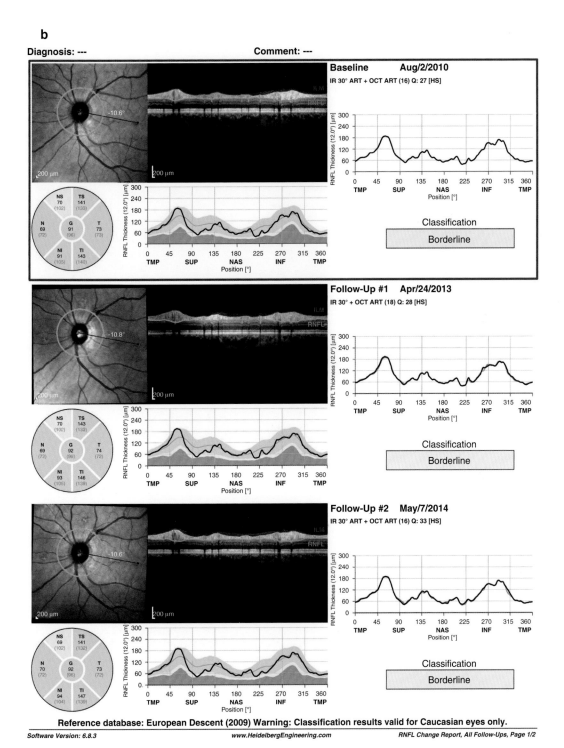

图3.8（续）

b

Diagnosis: ---   Comment: ---

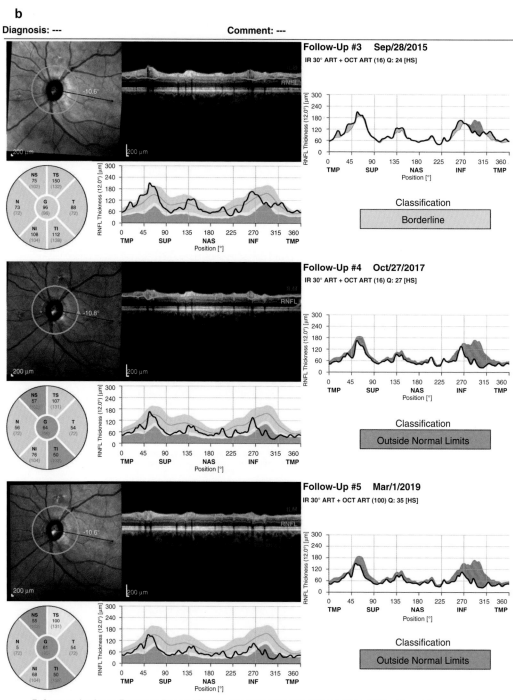

Follow-Up #3   Sep/28/2015

Follow-Up #4   Oct/27/2017

Follow-Up #5   Mar/1/2019

Reference database: European Descent (2009)   Warning: Classification results valid for Caucasian eyes only.

图3.8（续）

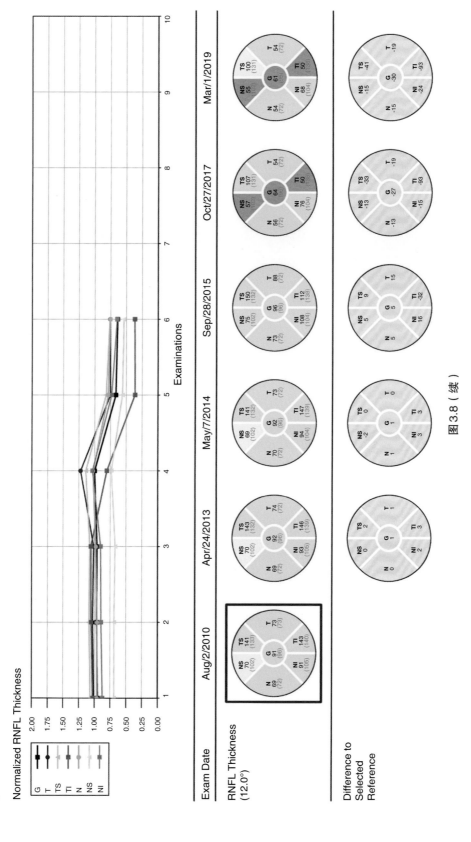

图 3.8（续）

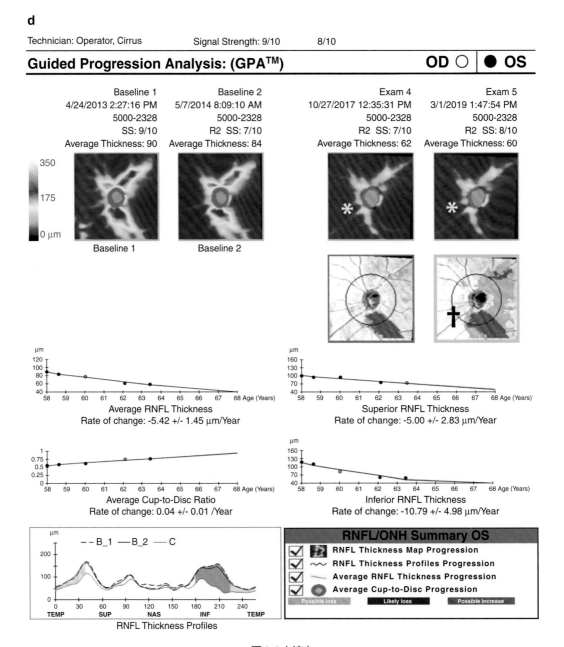

图3.8（续）

a

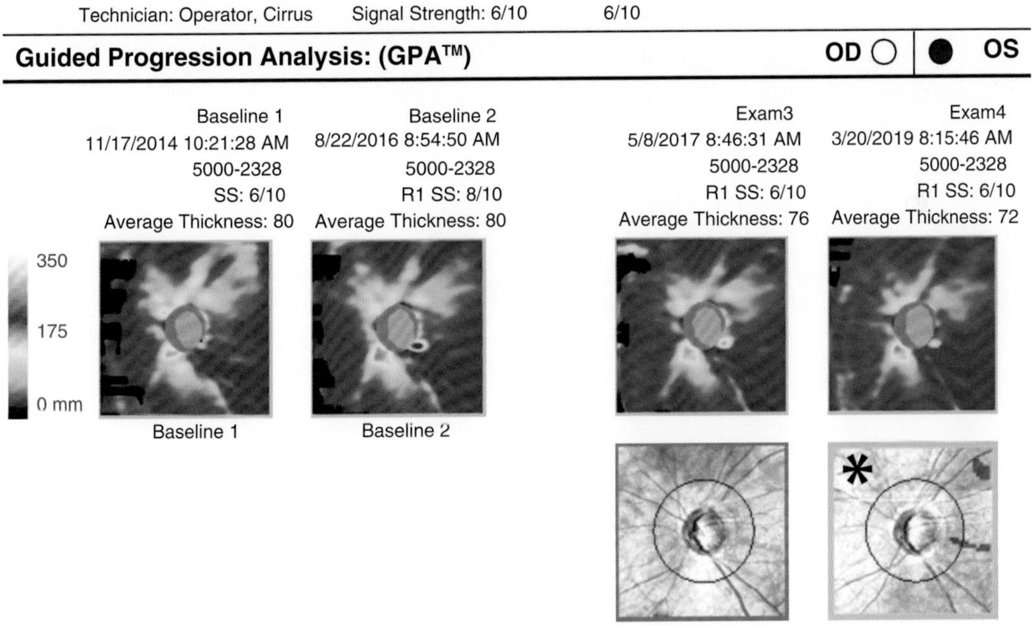

图3.9 青光眼性进展的病例

a. Cirrus OCT引导进展分析报告显示有统计学意义的疾病进展,与第4次RNFL厚度变化分析青光眼进展一致(*)。制造商推荐的可靠性测试最小信号强度为6。b. Spectralis OCT变化报告显示至2017年青光眼性进展,之后给予治疗青光眼性进展停止。

b

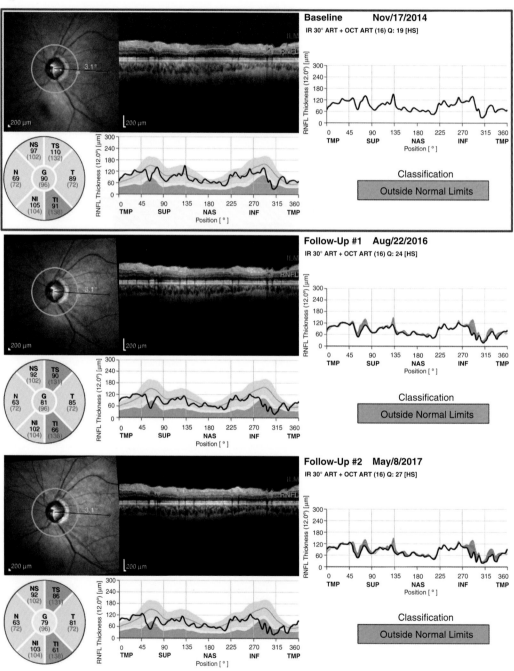

图3.9（续）

b

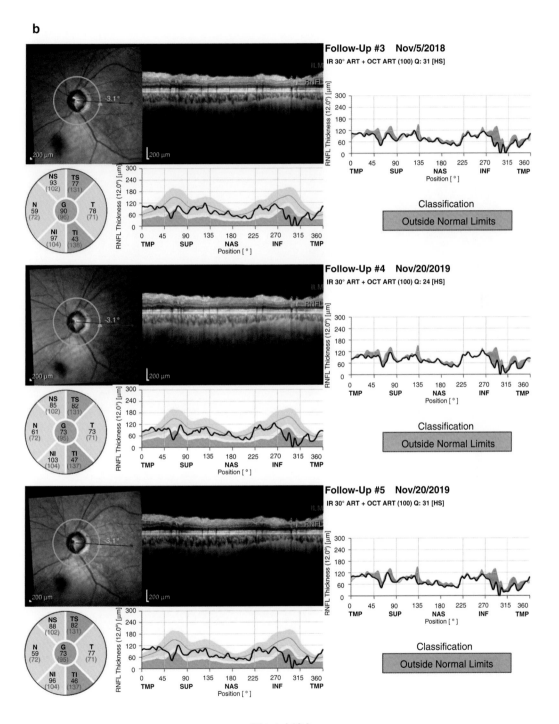

图3.9（续）

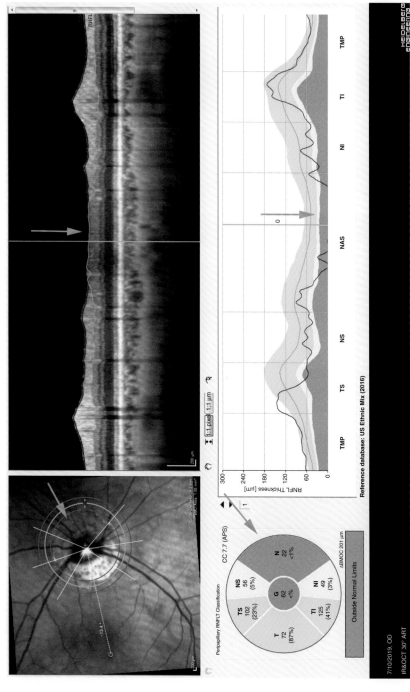

图 3.10 分层错误造成的伪影

a. RNFL 鼻侧分层不当导致厚度测量值偏低（蓝色箭头）。在这个病例中，视盘旁萎缩没有影响颞侧 RNFL 分层。b. 同一只眼睛的视野检查正常。c. 另一名患者因右眼视盘旁萎缩而出现颞侧分层错误。

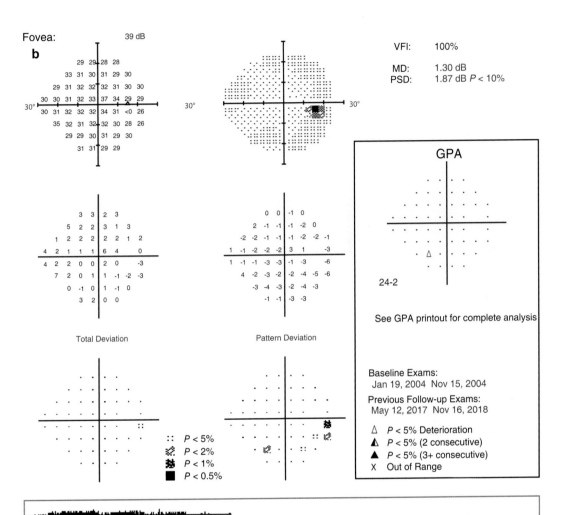

图3.10（续）

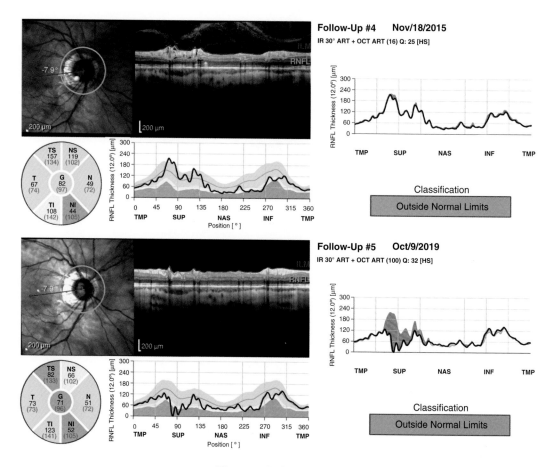

图3.11 自动分层错误

在第一次基线扫描中（上部），视盘旁玻璃体牵引导致该POAG患者的上方cpRNFL增厚。随访扫描（底部）显示RNFL同一区域明显变薄；然而，这种变化代表玻璃体牵引的解除，而不是青光眼性的进展。

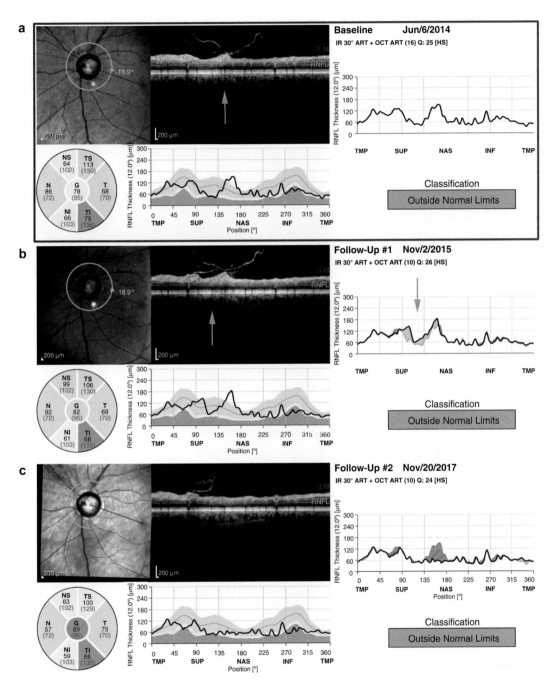

图3.12 视盘旁玻璃体牵引和随后牵引解除形成的伪影

在基线扫描时（顶部，a），视盘旁玻璃体牵引导致该POAG患者鼻侧cpRNFL（蓝色箭头）增厚。后续随访扫描（中部，b）在断层扫描图和RFNL厚度曲线图（蓝色箭头）上显示玻璃体牵引区RNFL增厚。第二次随访扫描（底部，c）显示玻璃体后脱离进一步进展，由于牵引力的解除，RNFL明显低于基线值，这并不代表青光眼疾病的进展。

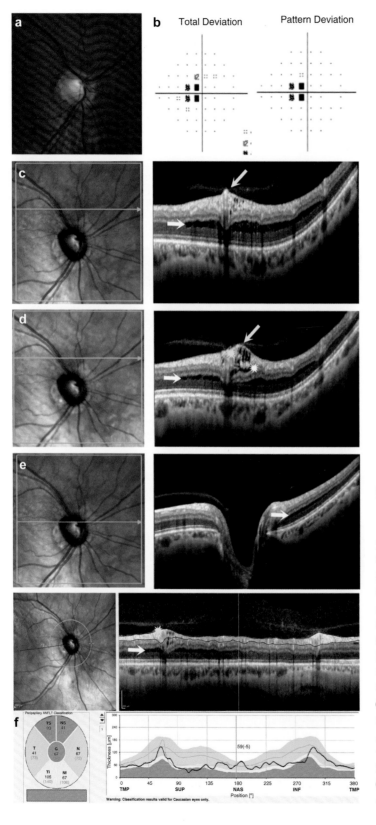

图 3.13 POAG 患者视盘旁视网膜劈裂引起的伪影

这种情况也与青光眼有关，也会存在相关的视野缺损，同时也有一些研究表明降低眼压可能会减轻视网膜劈裂和改善视觉功能。a. 视盘照片显示青光眼性视神经病变。b. 轻度视野损伤。c ~ e. 三维OCT光栅扫描显示视盘周围视网膜分裂（视网膜劈裂）伴玻璃体牵引（黄色箭头），劈裂分布在神经纤维层（黄星）、内丛状层（白星）和外丛状层，也可能是外核层（白色箭头）。f. cpRNFL断层图显示RNFL鼻侧分层里（黄色星号）存在视网膜劈裂，导致RNFL厚度曲线图上小范围增厚（引自Grewal等[14]，知识共享署名许可证4.0）。

表 3.1 常见影响 RNFL 测量的伪影

常见伪影类型	举 例
分层错误	图 3.10 和图 3.11
玻璃体牵引	图 3.11 和图 3.12
视盘旁萎缩	图 3.10c
巩膜葡萄肿	—
视盘旁视网膜劈裂	图 3.13
信噪比差	图 2.1 和图 2.2（第 2 章）
眨眼或眼动伪影	图 2.7 和图 2.8（第 2 章）
扫描环偏心	图 2.13（第 2 章）

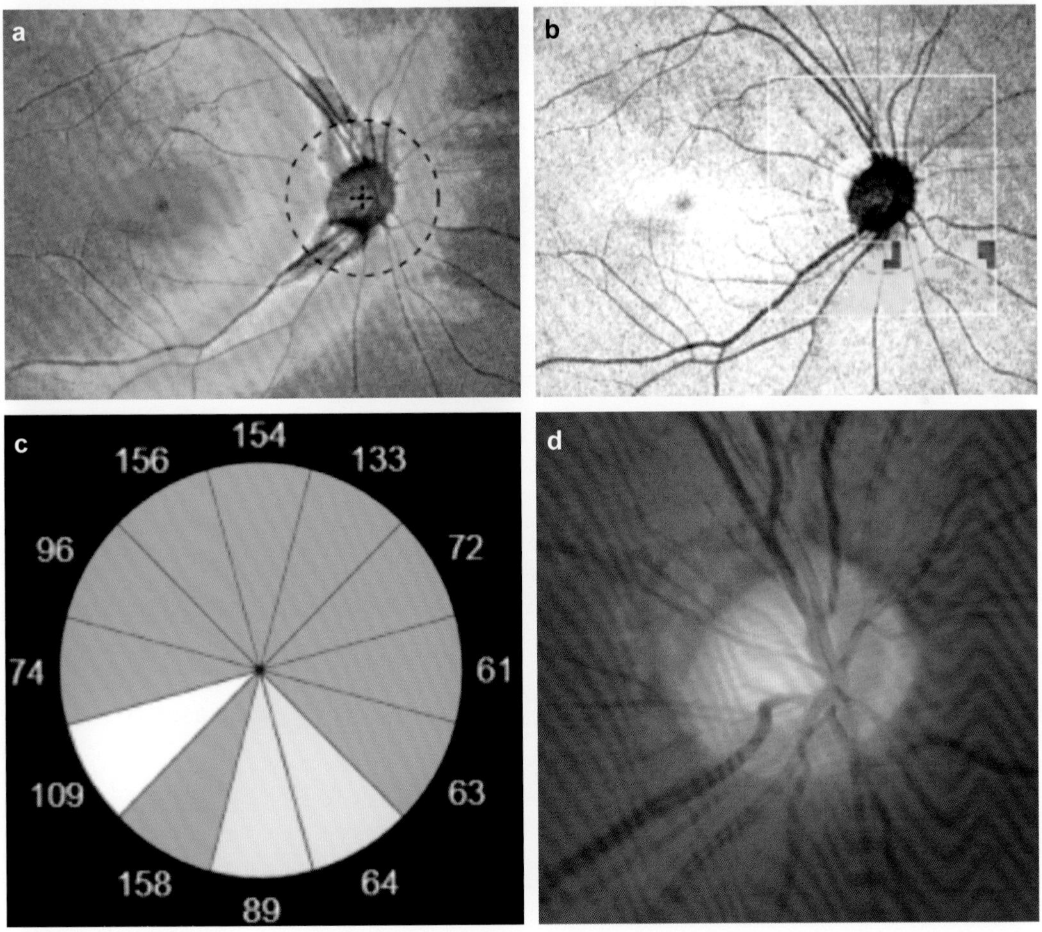

图 3.14 一例右眼视盘倾斜、视野正常的高度近视眼的 RNFL 分布异常

a. Topcon 扫频源 OCT RNFL 热图。与标准数据库比对，RNFL 厚度偏差图（b）和 cpRNFL 厚度分象限图（c）显示视盘下方变薄。颞下 RNFL 峰束移至颞侧。在象限厚度图的 8 点钟用白色编码，表示它显著厚于平均值。d. 右眼视盘眼底照（由 Ki Ho Park, M.D., Ph.D. 提供）。

参考文献

[1] Schuman JS, Pedut-Kloizman T, Hertzmark E, Hee MR, Wilkins JR, Coker JG, et al. Reproducibility of nerve fiber layer thickness measurements using optical coherence tomography. Ophthalmology. 1996; 103: 1889–98.

[2] Kostanyan T, Wollstein G, Schuman JS. New developments in optical coherence tomography. Curr Opin Ophthalmol. 2015; 26: 110–5.

[3] Lisboa R, Paranhos A Jr, Weinreb RN, Zangwill LM, Leite MT, Medeiros FA. Comparison of different spectral domain OCT scanning protocols for diagnosing preperimetric glaucoma. Invest Ophthalmol Vis Sci. 2013; 54: 3417–25.

[4] Harwerth RS, Quigley HA. Visual field defects and retinal ganglion cell losses in human glaucoma patients. Arch Ophthalmol. 2006; 124: 853–9.

[5] Repka MX, Quigley HA. The effect of age on normal human optic nerve fiber number and diameter. Ophthalmology. 1989; 96: 26–32.

[6] Curcio CA, Allen KA. Topography of ganglion cells in human retina. J Comp Neurol. 1990; 300: 5–25.

[7] Kuang TM, Zhang C, Zangwill LM, Weinreb RN, Medeiros FA. Estimating lead time gained by optical coherence tomography in detecting glaucoma before development of visual field defects. Ophthalmology. 2015; 122: 2002–9.

[8] Mwanza JC, Kim HY, Budenz DL, Warren JL, Margolis M, Lawrence SD, et al. Residual and dynamic range of retinal nerve fiber layer thickness in glaucoma: comparison of three oct platforms. Invest Ophthalmol Vis Sci. 2015; 56: 6344–51.

[9] Liu Y, Simavli H, Que CJ, Rizzo JL, Tsikata E, Maurer R, Chen TC. Patient characteristics associated with artifacts in Spectralis optical coherence tomography imaging of the retinal nerve fiber layer in glaucoma. Am J Ophthalmol. 2015; 159: 565–76.

[10] Ng DS, Cheung CY, Luk FO, Mohamed S, Brelen ME, Yam JC, Tsang CW, Lai TY. Advances of optical coherence tomography in myopia and pathologic myopia. Eye (Lond). 2016 Jul; 30(7): 901–16.

[11] Biswas S, Lin C, Leung CK. Evaluation of a myopic normative database for analysis of retinal nerve fiber layer thickness. JAMA Ophthalmol. 2016; 134: 1032–9.

[12] Jansonius NM, Schiefer J, Nevalainen J, Paetzold J, Schiefer U. A mathematical model for describing the retinal nerve fiber bundle trajectories in the human eye: average course, variability, and influence of refraction, optic disc size and optic disc position. Exp Eye Res. 2012; 105: 70–8. https: //doi. org/10.1016/j.exer.2012.10.008. Epub 2012 Oct 23.

[13] Hood DC. Improving our understanding, and detection, of glaucomatous damage: an approach based upon optical coherence tomography (OCT). Prog Retin Eye Res. 2017; 57: 46–75.

[14] Grewal DS, Merlau DJ, Giri P, Munk MR, Fawzi AA, Jampol LM, Tanna AP. Peripapillary retinal splitting visualized on OCT in glaucoma and glaucoma suspect patients. PLoS One. 2017 Aug 23; 12(8): e0182816. https: //doi.org/10.1371/journal.pone.0182816. eCollection 2017.

第4章
青光眼的OCT视盘参数

Optical Coherence Tomography Optic Disc Parameters for Glaucoma

Jean-Claude Mwanza and Donald L. Budenz

长期以来对青光眼的临床诊断一直依赖于检眼镜下对视盘的主观评估以及视野检查。由于结构变化常先于功能受损出现，因此评估视盘形态对于早期诊断和及时发现病情进展至关重要。但是，无论是通过检眼镜还是眼底照相对视盘的评估都是主观的，观察者之间仅有低至中度的一致性，且往往难以发现细微的变化。此外，杯盘比（cup-to-disc ratio, CDR）是唯一可以通过这种方法进行定量评估的参数。尽管此评估方法已成功应用于临床和临床试验中，但缺乏一致性以及出现假阴性或假阳性结果的可能性较高，这促使研究人员开发针对视盘评估的客观、定量且可重复性高的方法。最新的方法为相干光层析成像术（OCT），它可提供一系列由视盘、视网膜神经纤维层（RNFL）、节细胞−内丛状层（ganglion cell-inner plexiform layer, GCIPL）以及节细胞复合体（ganglion cell complex, GCC）衍生而来的结构参数。这章将详细介绍用于青光眼诊断的各种OCT视盘参数。

OCT的视盘参数

OCT报告提供了多种视盘参数，以协助临床医师诊断青光眼和判断病情的变化。每种OCT报告上的视盘参数因设备而异，但有几个视盘参数是大多数OCT设备共有的。尽管所有的SD-OCT设备均具有相同的基本工作原理，但它们的采集速度、轴向分辨率和正常对照数据库的构成（数量、种族、性别和年龄）各不相同（请参阅第1章）。此外，由于分割算法的差异，它们生成的测量值也可能不同。表4.1罗列了几种最常用的OCT设备所输出的视盘参数。

诊断青光眼的OCT视盘参数的选择

并非OCT报告上的所有视盘参数对临床医师诊断疾病都有价值。使用Cirrus和

表4.1　6种SD-OCT设备的视盘参数总结

参　数	Spectralis	Cirrus	RTVue	Topcon	Nidek	Copernicus
视盘面积	—	×	×	×	×	×
视杯面积	—	—	×	×	×	×
视杯容积	—	×	×	×	—	×
视盘体积	—	—	—	—	—	—
杯盘比	—	×	×	×	—	×
垂直杯盘比	—	×	×	×	×[6]	×
水平杯盘比	—	—	×	×	×	×
盘沿面积	—	×	×	×	×	×
盘沿体积	—	—	×	—	—	×
水平视盘直径	—	—	×	—	—	—
垂直视盘直径	—	—	×	—	—	—
BMO-MRW	×	—	—	—	—	—
BMO-HRW	×	—	—	—	—	—
BMO面积	×	—	—	—	—	—

RTVue OCT进行的研究一致地发现，盘沿面积和垂直杯盘比（VCDR）是检测视野缺损前和有视野缺损的青光眼的最佳视盘参数[1-10]。在Spectralis OCT中，Bruch膜开口处的最小盘沿宽度（Bruch's membrane opening minimum rim width, BMO-MRW）则是最佳的视盘参数。MRW是OCT扫描测量从Bruch膜开口处（BMO）到视盘表面最近点的距离[11, 12]。与盘沿面积这一整体参数不同，BMO-MRW还围绕视神经网膜盘沿（neuroretinal rim, NRR）分6个扇形区域进行了测量（图4.1），有助于早期发现青光眼。无论是全周的还是局部的BMO-MRW的诊断价值均不亚于被认为最优的视盘旁RNFL、GCC或GCIPL参数[13-15]。相较于其他设备测量的是整体盘沿面积，Cirrus HDOCT还提供了NRR厚度的TSNIT曲线图（图4.2），当报告上的其他视盘参数都位于正常范围时，该图尤为有帮助。

视盘大小是诊断青光眼的重要协变量

　　正常视盘的尺寸可大可小。尽管视盘大小不是青光眼的一个独立决定因素，但在诊断过程中应予以考虑。由于视盘大小与视杯大小和NRR呈正相关[16, 17]，如果仅仅依赖

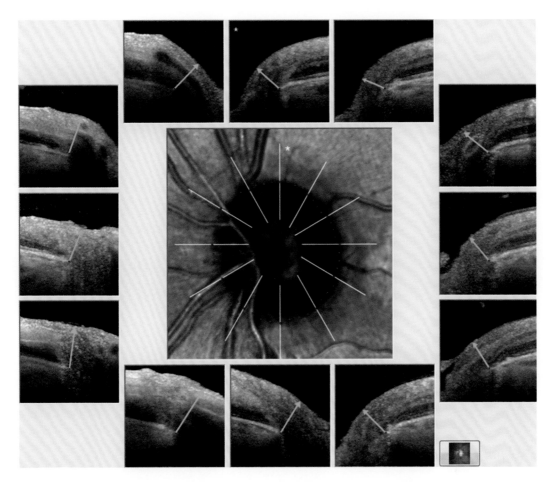

图 4.1　一名 55 岁被试患者的左眼 Spectralis OCT 扫描结果，显示 NRR 周围不同区域的 BMO-MRW　MRW 的测量结果（μm）如下：全周 MRW，313；颞侧 MRW，273；颞上方 MRW 257.0；颞下方 MRW 285.2；鼻侧 MRW，354.9；鼻上方 MRW，293.5；鼻下方 MRW，394.3；最小盘沿面积（MRA），1.31 μm²（引自 Dr. Stuart Gardiner, Devers Eye Institute, Discoveries in Sight Research Laboratories, Portland, OR, USA）。

于主观判断，小视盘和小视杯的青光眼患眼往往易被误认为是正常眼，而大视盘和大视杯的正常眼则可能被误诊为青光眼[18, 19]。由此可见，对于 NNR 的主观评估及其 OCT 的测量结果都应该根据视盘大小进行校正，以优化诊断准确性。

　　病例 1　一名 43 岁非洲裔美国女性，因双眼视乳头杯盘比（CDR）不对称（OD > OS）由视网膜专家转诊。否认青光眼家族史。视力：右眼 20/20，左眼 20/25。瞳孔对光反应灵敏，RAPD（－）。IOP 为右眼 12 mmHg，左眼 13 mmHg；CCT 右眼 547 μm，左眼 550 μm。眼底照片和 OCT 成像明确双眼的视盘大小和 CDR 不对称，但双眼的 RNFL 和视野均无异常（图 4.3）。尽管双眼存在明显的差异，但双眼仍为正常，仅为生理性的视杯视盘不对称。

　　病例 2　一名 60 岁男性，行全面的眼科检查。否认任何眼病史。视力：双眼

a

项　目	OD	OS
平均RNFL厚度	103 μm	101 μm
RNFL对称性	87%	
盘沿面积	1.53 mm^2	1.43 mm^2
视盘面积	2.03 mm^2	2.22 mm^2
平均杯盘比	0.49	0.59
垂直杯盘比	0.51	0.51
视杯容积	0.096 mm^3	0.112 mm^3

神经视网膜盘沿厚度

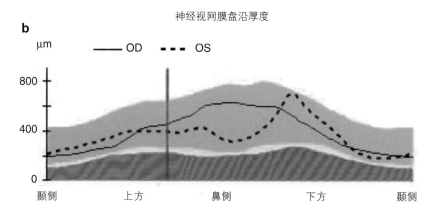

图4.2　一名37岁正常女性的Cirrus HD-OCT扫描结果

a. 列出了所包含的视盘参数及其测量值。b. 该被试双眼处于正常范围内的NRR的TSNIT厚度曲线图。

20/20，瞳孔对光反应存在，但右眼有传入性瞳孔障碍（APD）。IOP右眼29 mmHg，左眼28 mmHg。视盘照片和OCT明确双眼不对称（OD > OS），但该例患者右眼的表现与青光眼损害相符（图4.4）：视杯垂直径增长伴6点钟位置有切迹、RNFL变薄、右眼CDR大于左眼，且视野有缺损。因此，对双眼视盘大小不对称的患者要仔细评估视杯、NRR，以及双眼视盘的其他改变，以避免漏诊青光眼，或将正常视盘误诊为青光眼。客观量化视盘形态的影像学记录很重要。

应用OCT的视盘参数诊断视野前青光眼

在传统标准自动视野计尚未检出明显视野缺损时，视盘和（或）内层视网膜已表现出青光眼损害，称为视野前青光眼。此时应当开始治疗，因为待功能损伤后再开始治疗无异于等到NRR广泛变薄后才诊断青光眼。

病例3　一名73岁女性，诊断为左眼视野前的假性剥脱性青光眼。目前左眼眼压

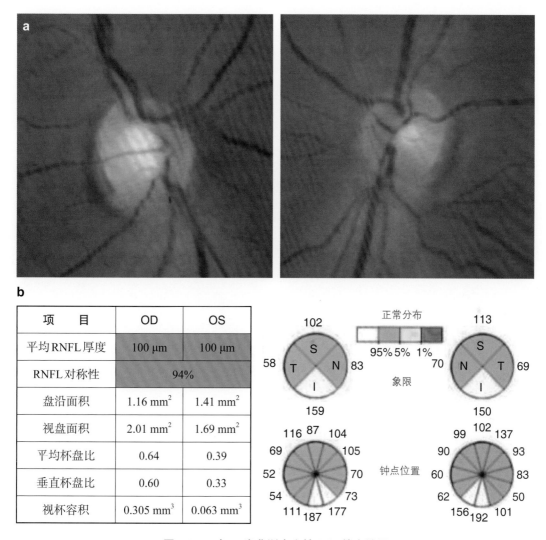

图4.3 一名43岁非洲裔女性OCT检查结果

a. 视盘照片显示双眼视盘不等大，右眼大于左眼，视杯大小与视盘大小成正比。b. OCT确认了视盘大小及杯盘比的不对称性，除此之外双眼均正常。

13 mmHg（不用药35 mmHg）；右眼眼压正常。结构评估可发现左眼鼻上方MRW变窄，黄斑区损害，但RNFL和视野仍正常（图4.5）。此病例根据视盘和黄斑区GCL异常可得出诊断。

病例4 一名44岁欧洲裔男性患者被转诊至眼科进行评估。无青光眼家族史，无系统性或眼部疾病史。视力：双眼20/20；眼压：右眼24 mmHg，左眼23 mmHg。结合临床评估和眼底成像，发现左眼视盘结构异常、RNFL存在缺损，但视野尚正常，符合左眼视野前青光眼的诊断（图4.6）。

病例5 这是一名73岁女性假性剥脱综合征患者。检查见视盘形态正常，但左眼的

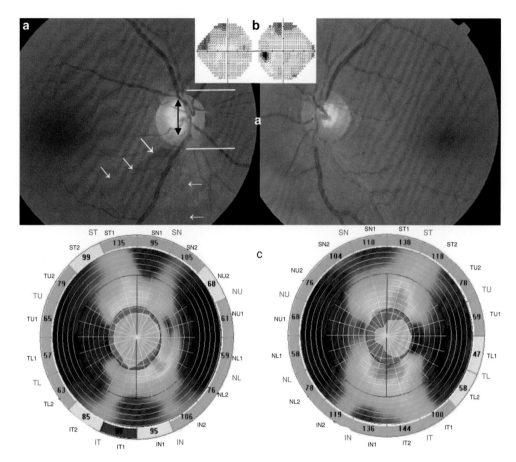

节　段	厚度（μm）	节　段	厚度（μm）
视盘面积=2.03 mm²		视盘面积=1.61 mm²	
视杯面积=1.50 mm²		视杯面积=0.84 mm²	
盘沿面积=0.55 mm²		盘沿面积=0.77 mm²	
盘沿体积=0.031 mm³		盘沿体积=0.063 mm³	
视乳头体积=0.073 mm³		视乳头体积=0.132 mm³	
视杯容积=0.654 mm³		视杯容积=0.267 mm³	
杯盘面积比=0.73		杯盘面积比=0.52	
水平杯盘比=0.92		水平杯盘比=0.84	
垂直杯盘比0.89		垂直杯盘比0.70	
在直径3.45 mm处平均RNFL厚度=83.83 μm		在直径3.45 mm处平均RNFL厚度=93.16 μm	

图4.4　一名60岁男性OCT检查结果

a. 视乳头照片显示右眼视盘较大、视杯垂直径增长、下方RNFL缺损（箭头所示）。左眼视盘照片正常，但视盘较右眼小。b. 显示与右眼视盘照片中的缺损相对应的右眼鼻上方视野损害。c. 使用OCT进行视盘测量后确认了双眼视盘大小不对称（见表），右眼下方盘沿切迹处视盘明显拉长、视杯变大、垂直杯盘比增大，以及颞下方RNFL变薄。

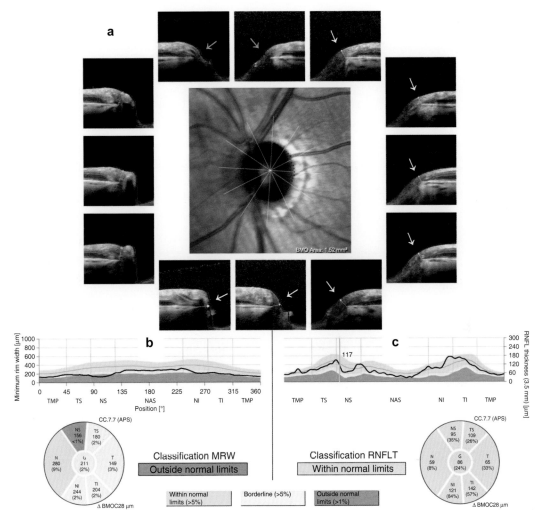

图4.5　一名73岁女性OCT检查结果

左眼的视盘照片和Spectralis OCT（a、b）显示颞上、颞侧、颞下以及鼻下方的BMO–MRW处于临界值（白色箭头所示），鼻上方的NRR（蓝色箭头）明显变薄。仅有鼻侧的BMO–MRW仍在正常范围内（a、b）。视乳头旁RNFL厚度（c）仍位于正常范围，视野尚完整，但GCL厚度异常不对称（无图示）（引自Dr.Jayme Vianna and the Glaucoma Research Group at Dalhousie University, Halifax, Canada）。

视杯较右眼大。眼压：左眼为27～29 mmHg，右眼为20～23 mmHg。仅左眼可见假性剥脱物质。视野处于正常和可疑异常之间，并连续3年保持不变。该病例只有视杯和OCT的视乳头旁RNFL提示损害在进展（图4.7）。

视野损害早期青光眼的诊断

尽管与青光眼相关的结构变化经常在功能损害之前出现，但需谨记，对青光眼的诊断不需要所有结构都出现异常。在RNFL和神经节细胞层出现明显变化之前，青光眼可先导致视盘的结构改变；但也可以同时影响视盘和RNFL或神经节细胞层。重要的是，

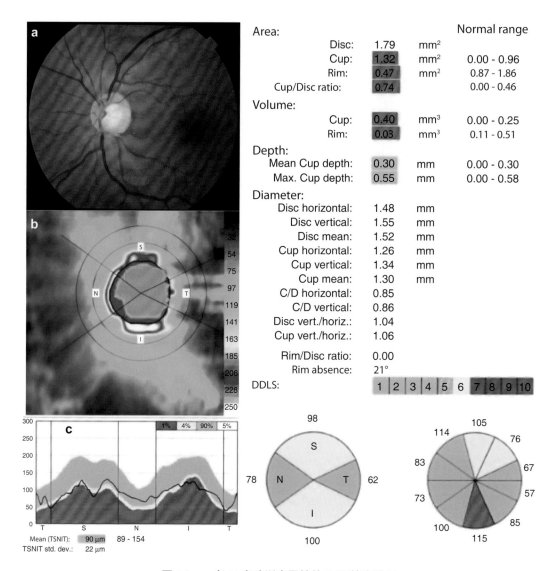

图4.6　一名44岁欧洲裔男性的OCT检查结果

左眼的视盘照片（a）和Copernicus OCT（b）显示，与正常参考范围相比，BMO-MRW位于临界值、视杯较大、NRR面积较小、杯盘比（CDR）和垂直杯盘比（VCDR）均大于正常值。全周视乳头旁的RNFL仍位于正常范围内，但颞上方RNFL厚度处于临界，颞下方位较正常值偏薄（b、c）。视野正常（未显示）（引自Dr. Nilgun Solmaz, Haseki Training and Research Hospital, Istanbul, Turkey）。

在某些情况下，甚至可能先检测出内层视网膜的改变，随后再发现视盘的异常。无论何种情况，对视盘的评估都是很重要的。

　　病例6　一名62岁男性，正常眼压性青光眼，双眼视野损害早期。BCVA为双眼20/30；眼压：使用一种前列腺素类似物滴眼液后双眼眼压15 mmHg，不用药最高可达20 mmHg。CCT为右眼561 μm，左眼578 μm。图4.8仅显示了左眼的OCT成像结果。无论总体的还是局部的RNFL厚度均位于正常范围之内，但视盘和OCT的

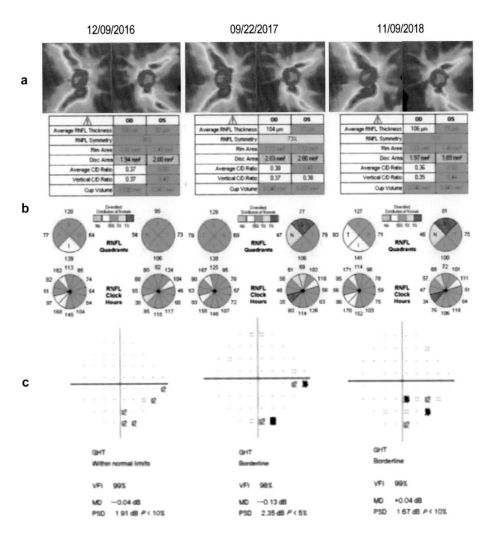

图 4.7 一名 73 岁女性假性剥脱综合征患者的 OCT 检查结果

Cirrus OCT 的系列扫描成像显示双眼的杯盘比（OS > OD）（a）和盘沿面积（OS < OD）均不对称，且左眼的 RNFL 厚度在变薄（b）。视野仍处于可疑异常范围（c）。以上发现与视野前青光眼相符。

GCIPL 都存在结构性损害，结合视野缺损，该患者视野损害早期青光眼的诊断成立（图 4.8）。

　　病例 7 一名 69 岁男性，因左眼疑似青光眼就诊。左眼视力 20/20，眼压：用药后 14 mmHg，不用药最高达 20 mmHg。临床检查及视盘和黄斑的成像以及视野检查均符合视野损害早期的正常眼压性青光眼。该患者的视盘 OCT 显示正常，诊断是基于异常的视乳头旁 RNFL 厚度、不对称的黄斑 GCL，以及视野的改变（图 4.9）。

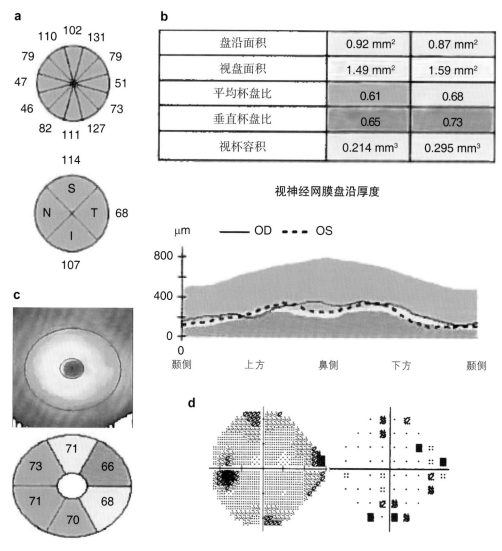

图4.8　一名62岁男性的OCT检查结果

左眼Cirrus OCT扫描显示全周平均的和各方位的视乳头旁RNFL厚度均属于正常范围（a）。视盘参数位于临界或超出正常范围（b），整体NRR厚度降低，但在颞下方最薄。上方和颞下方的GCIPL厚度位于临界值，颞上方的厚度薄于正常值（c）。视野（d）显示与GCIPL损害以及NRR厚度曲线图变化拓扑对应的缺损。

　　病例8　一名53岁女性，非洲裔美国人，因双眼视杯不对称由视光医师转诊。既往无眼病史。父亲患有青光眼。BCVA为右眼20/20，左眼20/30。眼压：右眼17 mmHg，左眼18 mmHg。CCT：右眼526 μm，左眼535 μm。房角镜下双眼房角开放。结合临床表现、OCT的RNFL和神经视网膜盘沿（NRR）以及GCIPL变薄，还有视野损害，诊断为双眼NTG（右眼早期，左眼中期）（图4.10）。

　　病例9　女，61岁，因视乳头凹陷异常、右眼眼压22 mmHg由眼全科医师转诊进行进一步评估。右眼视力20/20、眼压22 mmHg、房角开放；左眼检查正常。检眼镜检

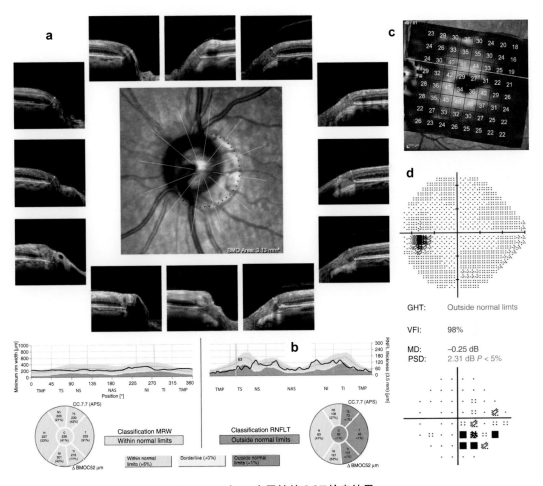

图4.9　一名69岁男性的OCT检查结果

左眼视盘的Spectralis OCT显示，BMO–MRW处于正常范围内（a），整个颞侧的视乳头旁RNFL厚度都低于正常值，但鼻侧的区域尚正常（b），黄斑区上下半侧的GCL厚度不对称（c）。下方视野存在缺损（d）（引自Dr. Jayme Vianna and the Glaucoma Research Group at Dalhousie University, Halifax, Canada）。

查：左眼正常，右眼视杯垂直径增长。基于视盘结构的改变、视乳头旁RNFL和黄斑GCL，以及视野显示的视功能损害，诊断为早期POAG（图4.11）。

结论

　　随着OCT在硬件和软件方面不断发展，最终目标是提供尽可能多的结构细节，以及高精度的定量测量结果。视盘的OCT扫描为检出和随访青光眼提供了有价值的信息。然而，必须时刻谨记，这些信息应当与临床表现以及OCT对RNFL和黄斑区神经节细胞的分析结果结合使用。视盘、RNFL和黄斑分析之间可能存在不一致，尤其是在青光眼早期。尽管理想情况是这三种解剖结构都出现异常，且结果与青光眼相符；但在某些

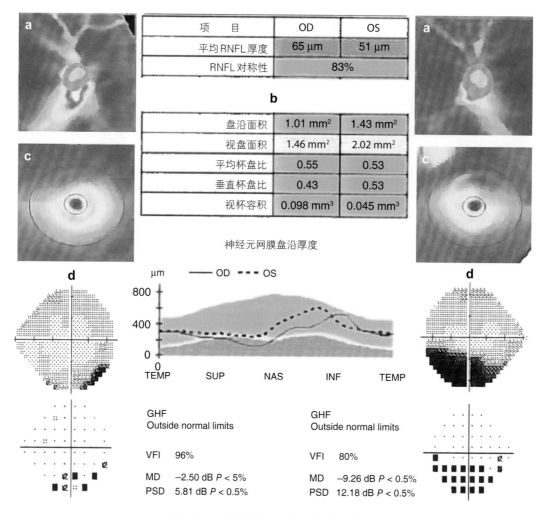

项　目	OD	OS
平均RNFL厚度	65 μm	51 μm
RNFL对称性	83%	

b

盘沿面积	1.01 mm²	1.43 mm²
视盘面积	1.46 mm²	2.02 mm²
平均杯盘比	0.55	0.53
垂直杯盘比	0.43	0.53
视杯容积	0.098 mm³	0.045 mm³

神经元网膜盘沿厚度

GHF
Outside normal limits

VFI　96%

MD　−2.50 dB $P < 5\%$
PSD　5.81 dB $P < 0.5\%$

GHF
Outside normal limits

VFI　80%

MD　−9.26 dB $P < 0.5\%$
PSD　12.18 dB $P < 0.5\%$

图4.10　一名53岁女性的OCT检查结果

Cirrus OCT报告显示双眼的视乳头旁RNFL厚度显著变薄（a）。盘沿面积、杯盘比及垂直杯盘比均在正常范围，但左眼的视盘较右眼大（b）。右眼上方和鼻上方的NRR明显变薄，左眼这两个区域的NRR位于临界值（b）。双眼的GCIPL厚度明显低于正常参考范围（c）。视野呈现与GCIPL变薄区域以及NRR厚度曲线图的变化相对应的缺损（d）。当Cirrus OCT报告中的其他视盘参数都显示为正常时，应当注意NRR厚度曲线图。

情况下，视盘分析正常而其他结构存在病理改变，抑或是只有视盘的分析结果有异常发现。NRR（宽度或厚度）的区域性分析尤其有助于发现细微的变化。

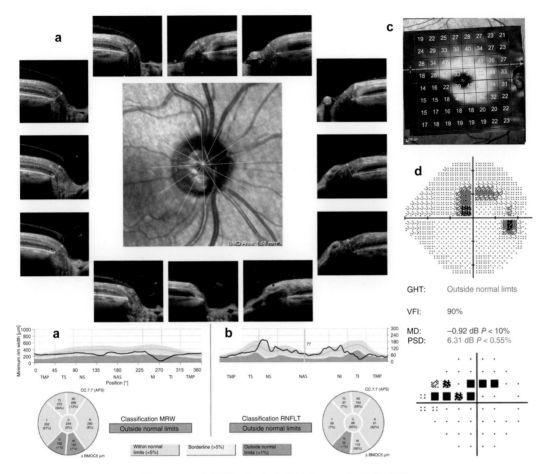

图4.11　一名早期POAG患者的Spectralis OCT报告

SLO照片显示由于下方存在一个大的切迹，6点钟位置几乎无NRR残留，视盘垂直径拉长（a），颞下方和鼻下方的BMO-MRW小于正常值（a），颞下RNFL厚度低于正常范围（b），黄斑区GCL上、下半侧不对称（c），以及上方视野缺损（d）（引自Dr. Jayme Vianna and the Glaucoma Research Group at Dalhousie University, Halifax, Canada）。

参考文献

［1］ Mwanza JC, Oakley JD, Budenz DL, Anderson DR, Cirrus Optical Coherence Tomography Normative Database Study G. Ability of cirrus HD-OCT optic nerve head parameters to dis-criminate normal from glaucomatous eyes. Ophthalmology. 2011; 118: 241−8. e241.

［2］ Begum VU, Addepalli UK, Senthil S, Garudadri CS, Rao HL. Optic nerve head parameters of high-definition optical coherence tomography and Heidelberg retina tomogram in perimetric and preperimetric glaucoma. Indian J Ophthalmol. 2016; 64: 277−84.

［3］ Jeoung JW, Choi YJ, Park KH, Kim DM. Macular ganglion cell imaging study: glaucoma diagnostic accuracy of spectral-domain optical coherence tomography. Invest Ophthalmol Vis Sci. 2013; 54: 4422−9.

［4］ Shin HY, Park HY, Jung Y, Choi JA, Park CK. Glaucoma diagnostic accuracy of optical coherence tomography parameters in early glaucoma with different types of optic disc damage. Ophthalmology.

2014; 121: 1990−7.

[5] Sung KR, Na JH, Lee Y. Glaucoma diagnostic capabilities of optic nerve head parameters as determined by Cirrus HD optical coherence tomography. J Glaucoma. 2012; 21: 498−504.

[6] Schulze A, Lamparter J, Pfeiffer N, Berisha F, Schmidtmann I, Hoffmann EM. Diagnostic ability of retinal ganglion cell complex, retinal nerve fiber layer, and optic nerve head measure- ments by Fourier-domain optical coherence tomography. Graefes Arch Clin Exp Ophthalmol. 2011; 249: 1039−45.

[7] Huang JY, Pekmezci M, Mesiwala N, Kao A, Lin S. Diagnostic power of optic disc morphology, peripapillary retinal nerve fiber layer thickness, and macular inner retinal layer thickness in glaucoma diagnosis with Fourier-domain optical coherence tomography. J Glaucoma. 2011; 20: 87−94.

[8] Rao HL, Kumbar T, Addepalli UK, Bharti N, Senthil S, Choudhari NS, et al. Effect of spectrum bias on the diagnostic accuracy of spectral-domain optical coherence tomography in glaucoma. Invest Ophthalmol Vis Sci. 2012; 53: 1058−65.

[9] Rao HL, Zangwill LM, Weinreb RN, Sample PA, Alencar LM, Medeiros FA. Comparison of different spectral domain optical coherence tomography scanning areas for glaucoma diagnosis. Ophthalmology. 2010; 117: 1692−9, 1699 e1691.

[10] Garas A, Vargha P, Hollo G. Diagnostic accuracy of nerve fibre layer, macular thickness and optic disc measurements made with the RTVue-100 optical coherence tomograph to detect glaucoma. Eye (Lond). 2011; 25: 57−65.

[11] Reis AS, O'Leary N, Yang H, Sharpe GP, Nicolela MT, Burgoyne CF, et al. Influence of clinically invisible, but optical coherence tomography detected, optic disc margin anatomy on neuroretinal rim evaluation. Invest Ophthalmol Vis Sci. 2012; 53: 1852−60.

[12] Reis AS, Sharpe GP, Yang H, Nicolela MT, Burgoyne CF, Chauhan BC. Optic disc margin anatomy in patients with glaucoma and normal controls with spectral domain optical coherence tomography. Ophthalmology. 2012; 119: 738−47.

[13] Gmeiner JM, Schrems WA, Mardin CY, Laemmer R, Kruse FE, Schrems-Hoesl LM. Comparison of Bruch's Membrane Opening Minimum Rim Width and Peripapillary Retinal Nerve Fiber Layer Thickness in Early Glaucoma Assessment. Invest Ophthalmol Vis Sci. 2016; 57: OCT575−84.

[14] Malik R, Belliveau AC, Sharpe GP, Shuba LM, Chauhan BC, Nicolela MT. Diagnostic accuracy of optical coherence tomography and scanning laser tomography for identifying glaucoma in myopic eyes. Ophthalmology. 2016; 123: 1181−9.

[15] Awe M, Khalili-Amiri S, Volkmann IR, Junker B, Framme C, Hufendiek K. Bruch's membrane opening minimum rim width: correlation and diagnostic accuracy in comparison to peripapillary retinal nerve fiber layer thickness. Ophthalmologe. 2019; 116: 33−42.

[16] Jonas JB, Gusek GC, Naumann GO. Optic disc, cup and neuroretinal rim size, configuration and correlations in normal eyes. Invest Ophthalmol Vis Sci. 1988; 29: 1151−8.

[17] Montgomery DM. Measurement of optic disc and neuroretinal rim areas in normal and glaucomatous eyes. A new clinical method. Ophthalmology. 1991; 98: 50−9.

[18] Heijl A, Molder H. Optic disc diameter influences the ability to detect glaucomatous disc damage. Acta Ophthalmol. 1993; 71: 122−9.

[19] Jonas JB, Fernandez MC, Naumann GO. Glaucomatous optic nerve atrophy in small discs with low cup-to-disc ratios. Ophthalmology. 1990; 97: 1211−5.

第5章
青光眼的黄斑区参数
Macular Parameters for Glaucoma

Yong Woo Kim and Ki Ho Park

　　黄斑区含有50%以上的视网膜神经节细胞，发生青光眼改变时，这些细胞会出现特征性的损害[1-3]。与视乳头旁的视网膜神经纤维层（RNFL）相比，黄斑的结构特征是个体间差异较小，且受眼部或全身性人口学因素的影响相对较小[4-7]。此外，随着相干光层析成像术（OCT）的迅猛发展，能够精准测量到视网膜的每一层，使黄斑区对于青光眼的诊断和监测具有非常重要的意义[8]。

　　目前，几种市售的OCT设备为青光眼提供了不同类型的黄斑参数。其中最常用的是黄斑区内层视网膜厚度的测量值，包括RNFL、神经节细胞（ganglion cell layer, GCL）和内丛状层（inner plexiform layer, IPL）。神经节细胞-内丛状层（GCIPL）厚度（GCL和IPL的厚度之和）和神经节细胞复合体（GCC）厚度（RNFL、GCL和IPL的厚度总和）是OCT的代表性黄斑区测量值。OCT设备不仅提供测量结果，还通过颜色编码的形式提供了整体平均值以及每一个扇形区域测量值与内部正常数据库比较的结果（如：绿色——正常范围；黄色——超出95%正常范围；红色——超出99%正常范围；白色——超出正常范围上限）。表5.1提供了所有市售OCT设备的详细信息。诊断青光眼时，这些参数可提供与RNFL厚度相似的诊断价值[9, 10]。此外，一些研究已发现，在青光眼早期或合并高度近视时，黄斑参数可靠且具有与RNFL相媲美的诊断效能[11-13]。

表5.1　各品牌OCT设备的规格比较

项　　目	Cirrus HD-OCT (Carl Zeiss Meditec)	Spectralis OCT (Heidelberg Engineering)	DRI OCT Triton (Topcon)	RTVue FD-OCT (Optovue)
方法学	谱域	谱域	扫频光源	谱域
扫描波长（nm）	840	870	1 050	840

（续表）

项　目	Cirrus HD-OCT (Carl Zeiss Meditec)	Spectralis OCT (Heidelberg Engineering)	DRI OCT Triton (Topcon)	RTVue FD-OCT (Optovue)
扫描速度（扫描/秒）	68 K	85 K	100 K	26 K
轴向分辨率（μm）	5	7	8	5
横向分辨率（μm）	15	14	20	15
扫描质量评分	信号强度≥6（范围0～10）	质量分数≥20（范围0～100）	图像质量≥30（范围0～100）	信号强度指数≥40（范围0～100）
格栅大小（mm）	6×6	8×8	12×9	7×7
黄斑参数	GCIPL (GCL+IPL)	测量每一层	GCL++ (RNFL+GCL+IPL) GCL+ (GCL+IPL)	GCC (RNFL+GCL+IPL)

当前的 OCT 设备还为黄斑参数提供了厚度图或偏差图（显著性图）。神经节细胞缺损通常表现为从弓形到新月形，一般位于黄斑颞侧区域，不超过水平合缝[14-16]。通常在青光眼患眼中，扇形区域内 GCIPL 的测量值与相应部位的视乳头旁 RNFL 厚度显著相关[17]。典型的 GCIPL 弓形缺损是同半侧视乳头旁 RNFL 缺损的延续。RNFL 和 GCIPL 之间的这一拓扑关系已被最近研发的广角扫频源 OCT（SS-OCT）清晰地证实。

在这一章中，提供了不同阶段的青光眼病例，使用临床实践中最常用的几种市售的 OCT 设备检测其黄斑特征。此外，还提供了各种类似于青光眼改变的病例，譬如累及黄斑区的视网膜病变（如视网膜前膜、年龄相关性黄斑变性，或玻璃膜疣）和视神经疾病（如非动脉炎性缺血性视神经病变，或压迫性视神经病变）（图 5.1 ～图 5.26）[18, 19]。

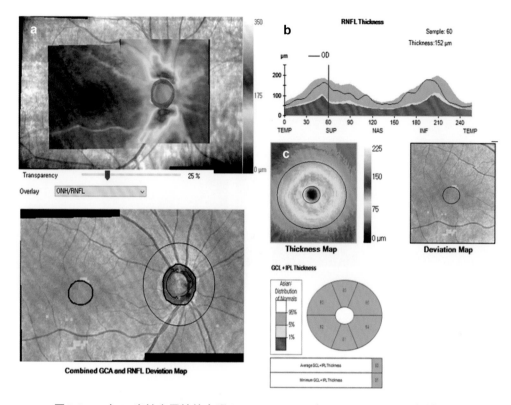

图5.1 一名39岁健康男性的右眼Cirrus HD-OCT（Zeiss, CA, USA）扫描结果

检查时眼压为10 mmHg，屈光状况为正视（眼轴23.73 mm）。RNFL无赤光成像和Humphrey视野检查结果正常。Cirrus OCT提供了RNFL和GCIPL厚度图和偏差图的组合图（PanoMap）（a），结果显示为正常。根据内设的正常数据库，RNFL和GCIPL厚度值均在正常范围（b、c）。

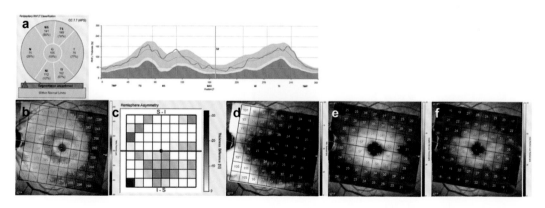

图5.2 一名66岁健康女性的左眼Spectralis OCT（Heidelberg Engineering, Heidelberg, Germany）扫描结果

检查时IOP为18 mmHg，屈光度为+1.5 D，眼轴长21.7 mm。RNFL无赤光照相显示正常。Spectralis OCT的RNFL厚度图显示该患者RNFL厚度位于正常范围（a）。Spectralis OCT提供了后极部的不对称性分析报告。总视网膜厚度图以8×8的格栅样式呈现（b）。半侧不对称性分析图中的灰色方格代表该部位的总视网膜厚度比对侧相应区域的厚度薄（c）。当外层视网膜中的病变影响了后极视网膜厚度图的分析时，分层回看RNFL和GCL会更有帮助。黄斑区的RNFL、GCL和IPL的厚度热图如d～f所示。厚度图可显示为标准热图（亮度标尺）或彩色图（颜色标尺）。热图是首选，因为与彩色图相比，热图可提供更连续的色阶谱，有助于更加准确地检测出RNFL或GCL的缺损。

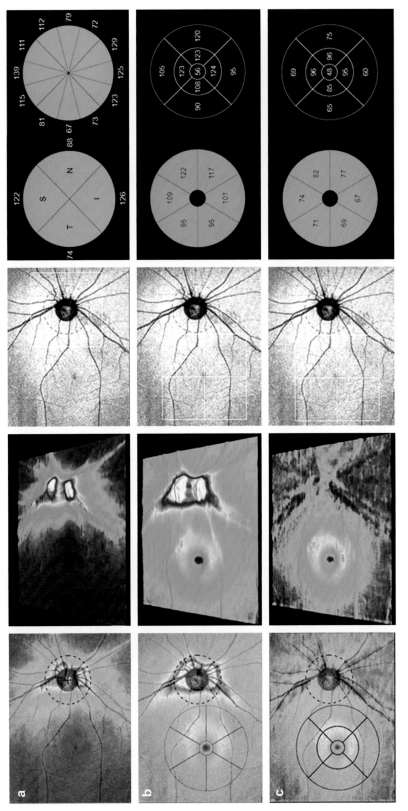

图 5.3 一名 50 岁健康男性的右眼 DRI OCT Triton（Topcon, Tokyo, Japan）的扫描结果

检查时眼压为15 mmHg，屈光度为-1.5 D（眼轴长度23.65 mm）。RNFL无赤光照相和Humphrey视野检测均正常。DRI OCT Triton为RNFL（a）、GCL++（b，相当于RTVue OCT中的GCC，或Cirrus OCT中的RNFL + GCIPL），以及GCL+（c，相当于Cirrus OCT中的GCIPL厚度）提供了12 mm×9 mm的广角厚度图。该患者每个扇形区域的上述几种厚度测量值均在正常范围内。厚度图也可用三维的形式查看。基于内置的正常数据库，该患者的正常值查看。厚度图也可用三维的形式查看。基于内置的正常数据库，该患者的上述几种厚度测量值均在正常范围内。

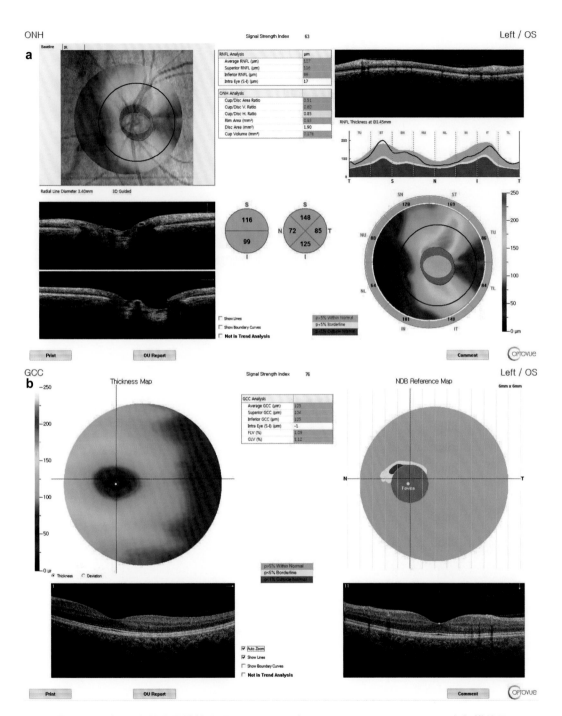

图5.4　一名52岁健康男性的左眼RTVue OCT（Optovue, Fremont, CA, USA）扫描结果

RT-Vue OCT提供了RNFL（a）和黄斑GCC（RNFL+GCL+IPL）的厚度图（b），根据内置的正常数据库，该患者检查结果属于正常范围。

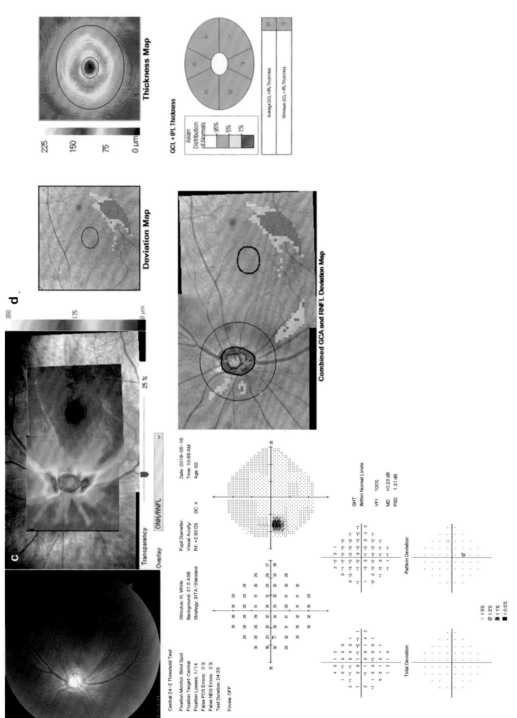

图5.5 女，62岁，左眼患有视野前早期原发性开角型青光眼（POAG），图为其Cirrus HD-OCT扫描结果

眼压11 mmHg，屈光度为−0.75 D（眼轴24.69 mm）。视盘显示颞下方局部盘沿变薄，无赤光照相显示颞下RNFL缺损（a）。但Humphrey视野检查结果属于正常范围，表明这是一例视野前青光眼（b）。RNFL和GCIPL厚度的组合图（PanoMap）显示颞下方的弓形缺损（c）。GCIPL偏差图显示早期的弓形缺损，但GCIPL厚度的测量值尚在正常范围内（d，GCIPL的平均厚度为81 μm）。由该病例可见，对青光眼的诊断只依赖于OCT提供的颜色编码图，还应结合RNFL成像和厚度，以及OCT显示的偏差图。

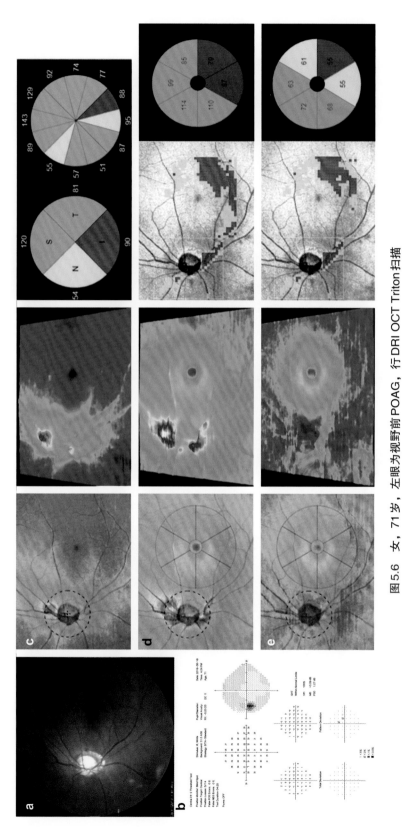

图 5.6 女，71 岁，左眼为视野前 POAG，行 DRI OCT Triton 扫描

RNFL 的无赤光照相展示了颞下方的 RNFL 缺损（a），但 Humphrey 视野检查结果正常（b）。RNFL（c）、GCL++（d）和 GCL+（e）的广角厚度图和 SuperPixel 映射显示颞下方缺损。与内设的正常数据库对比显示颞下方位明显变薄。

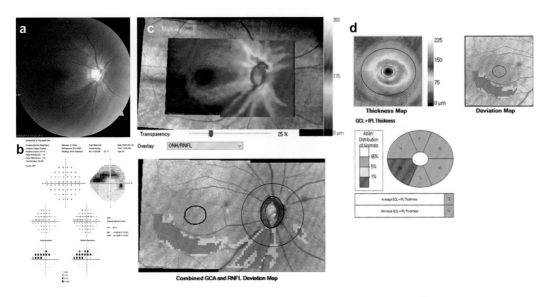

图5.7　女，62岁，右眼早期POAG，行Cirrus HD-OCT扫描

RNFL无赤光照相显示颞下方RNFL缺损（a），Humphrey视野检查显示上方的弓形缺损［平均偏差（MD）-4.38 dB］（b）。PanoMap（厚度和偏差图）显示颞下方弓形缺损（c）。GCIPL厚度图显示，在相应区域有典型的黄斑GCIPL变薄，并在颞侧黄斑处有一条水平分界线，被称为"颞侧中缝征"（d）[16]。GCIPL厚度平均为78 μm。

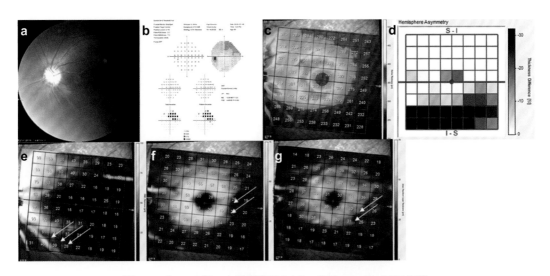

图5.8　女，69岁，左眼早期POAG，行Septralis OCT扫描

无赤光照相显示颞下方RNFL缺损（a）。Humprey视野检查显示上方弓形缺损（MD -2.63 dB）（b）。后极部视网膜厚度图发现颞下方的缺损（c）。如半侧不对称分析图中的灰色和黑色方格所示，下方视网膜不对称性变薄（d）。黄斑RNFL、GCL和IPL厚度热图也显示出颞下区域的缺损（白色箭头，e～g）。

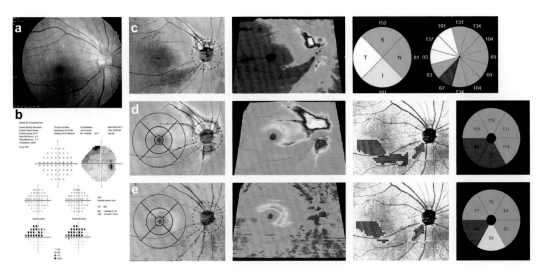

图5.9 女，71岁，右眼早期POAG，行DRI OCT Triton扫描

无赤光照相显示颞下方RNFL缺损（a）。Humphrey视野检测显示上方弓形缺损（MD −3.99 dB）（b）。RNFL（c）、GCL++（d）以及GCL+（e）的广角厚度图和SuperPixel图显示颞下方缺损。颞上方的白色区域表示此处的RNFL厚度大于正常范围上限。

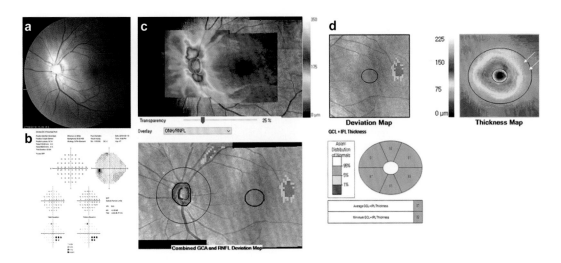

图5.10 男，48岁，左眼早期POAG，行Cirrus HD–OCT扫描

无赤光照相显示颞上方RNFL楔形缺损（a）。Humphrey视野检查结果显示为鼻下阶梯（MD +0.32 dB）（b）。PanoMap可见在视盘的颞上方存在局部RNFL楔形缺损（c）。黄斑偏差图仅检测到颞上扇形区域中的一处小缺损（d）。黄斑厚度证实颞上区域的GCIPL略变薄，不超过水平分界线（d，白色箭头所示）。参照内置的正常数据库，各扇形区域的GCIPL厚度均在正常范围内（平均GCIPL厚度87 µm）。该病例强调了准确诊断青光眼，应当参考整个扫描方案，而不能只关注OCT的彩色编码图。

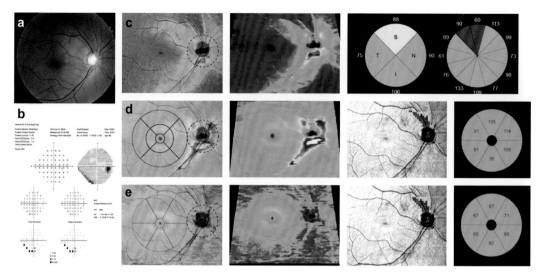

图 5.11　女，63 岁，右眼早期 POAG，行 DRI OCT Triton 扫描

无赤光照相显示上方 RNFL 缺损（a），Humphrey 视野检查表现为鼻下方缺损（MD −2.44 dB）（b）。广角 RNFL 厚度图和 SuperPixel 图显示上方 RNFL 缺损，但黄斑区无异常（c ~ e）。根据内置的正常数据库，黄斑 GCL++ 和 GCL+ 厚度均在正常范围（d、e）。

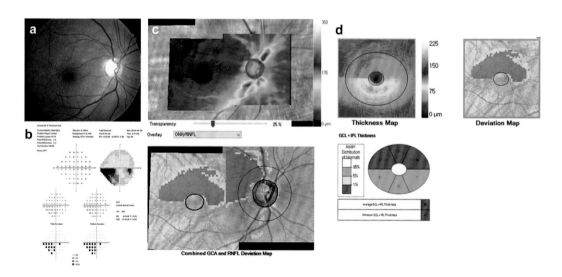

图 5.12　女，67 岁，右眼早期 POAG，行 Cirrus HD–OCT 扫描

无赤光照相显示上方 RNFL 缺损（a），Humphrey 视野检查显示对应的鼻下方视野缺损（MD −5.09 dB）（b）。PanoMap 显示上方 RNFL 和 GCIPL 缺损（c）。黄斑区厚度图和偏差图也证实了上半侧的缺损（d，GCIPL 平均厚度为 66 μm）。

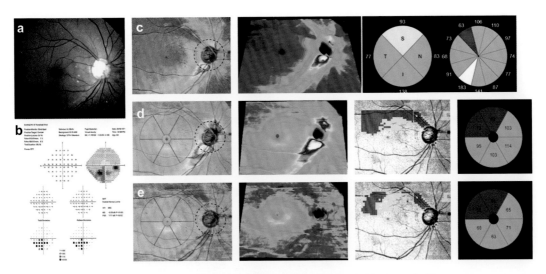

图5.13 女，63岁，右眼早期POAG，行DRI OCT Triton扫描

无赤光照相显示颞上方RNFL缺损（a）。Humphrey视野检查结果显示下方视野缺损（MD −5.25 dB）（b）。广角的RNFL厚度图和SuperPixel图（c）也显示颞上RNFL缺损。广角GCL++（d）和GCL+厚度图（e）亦揭示出上方的弓形缺损。这些弓形缺损被水平截断，因为SuperPixel图仅提供黄斑处6 mm×6 mm的范围。与内置的正常数据库对比，颞上方显著变薄（c～e）。

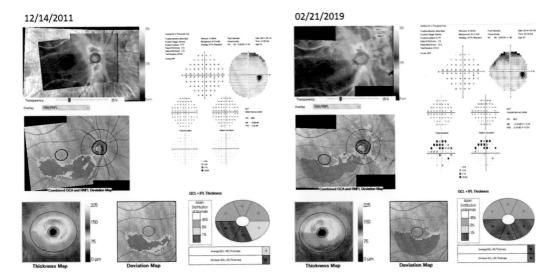

图5.14 女，63岁，右眼早期POAG，行Cirrus HD-OCT扫描

从2011年12月至2019年2月颞下方的RNFL缺损在逐渐进展。视野的MD值从−0.69 dB变为−4.20 dB。在观察随访期间，黄斑GCIPL厚度从平均74 μm、最小65 μm降低至平均68 μm、最小49 μm。Cirrus HD-OCT报告显示了最薄的GCIPL厚度，即穿过环形区域的单一子午线上的最小GCIPL厚度值，该厚度预计对局灶性青光眼损伤较敏感[4]。该指标在早期青光眼的诊断中也已显示了最佳的诊断效能[20]。厚度图显示2019年颞下方典型的黄斑GCIPL变薄变得更加清晰，且黄斑颞侧的水平分界线更加明显（颞侧中缝征阳性）。

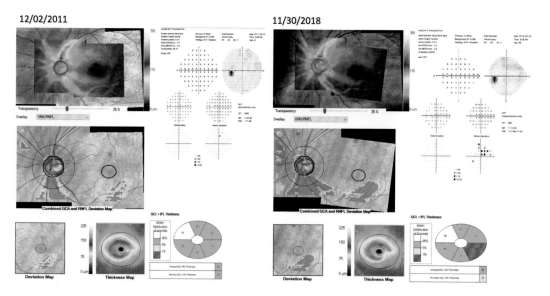

图5.15　男，49岁，左眼早期POAG，行Cirrus HD-OCT扫描

从2011年12月至2018年11月，颞下方的RNFL缺损逐渐进展。观察随访期间，Humphrey视野检查发现上方出现新的弓形暗点。在同一时期，黄斑GCIPL厚度从平均89 μm、最小83 μm降低至平均85 μm、最小70 μm。与2011年相比，2018年的颞下方（黄斑易损区）视乳头旁RNFL缺损变得更加显著。

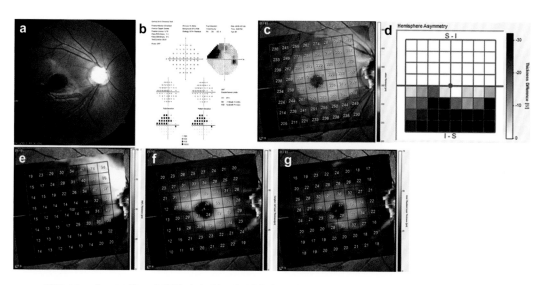

图5.16　女，20岁，右眼青少年型开角型青光眼（JOAG）中期，行Spectralis OCT扫描

该患者近视-5.0 D（眼轴24.61 mm）。视盘向颞侧倾斜，伴有视乳头旁萎缩。无赤光照相显示颞下方RNFL缺损（a）。Humphrey视野检查显示上方弓形缺损（MD -7.39 dB）（b）。后极部的视网膜厚度图发现颞下方存在缺损（c）。半侧不对称性分析图显示下方视网膜不对称地变薄（d）。黄斑RNFL、GCL和IPL厚度热图也显示了颞下方的弓形缺损（e～g）。

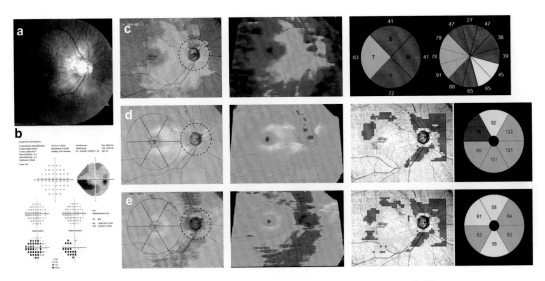

图5.17 男，76岁，右眼中期POAG，行DRI OCT Triton扫描

无赤光照相显示了上方和下方的RNFL缺损（a），Humphrey视野检查发现上方和下方的视野缺损（MD −10.67 dB）（b）。广角RNFL（c）、GCL++（d）以及GCL+（e）厚度图和SuperPixel图示颞上和颞下的缺损。

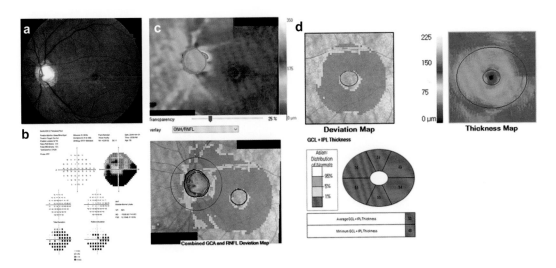

图5.18 男，79岁，左眼POAG晚期，行Cirrus HD-OCT扫描

无赤光照相显示上方和下方RNFL弥漫萎缩（a）。正如此例患者，当出现弥漫的RNFL缺失时，难以通过无赤光照相进行评估[21]。Humphrey视野检查显示上方和下方的缺损（MD −18.85 dB）（b）。PanoMap显示上方和下方区域弥漫变薄（c）。黄斑偏差图和厚度图也显示GCIPL的弥漫变薄（d，GCIPL的平均厚度为53 μm）。在青光眼晚期，RNFL和GCIPL的厚度已达到最小测量值，限制了对青光眼进展的检测（称为"地板效应"）。尽管已有研究证明，在RNFL达到地板效应后GCIPL还会继续变薄[22]，但OCT对于评估晚期青光眼进展的作用可能有限。

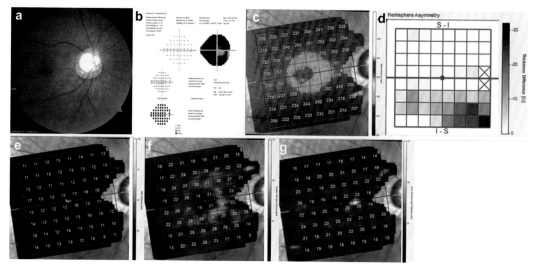

图5.19　男，69岁，右眼晚期POAG，行Spectralis OCT扫描

RNFL成像显示视杯近乎占据了整个视盘，RNFL厚度图证实了上方和下方弥漫的RNFL萎缩（a、c）。Humphrey视野检查显示残留中央视岛（MD −29.71 dB）（b）。后极视网膜厚度图也显示视网膜弥漫变薄（c）。半侧不对称性分析图发现下方的视网膜变薄更明显（d）。黄斑RNFL、GCL和IPL厚度热图也显示各层弥漫变薄（e～g）。

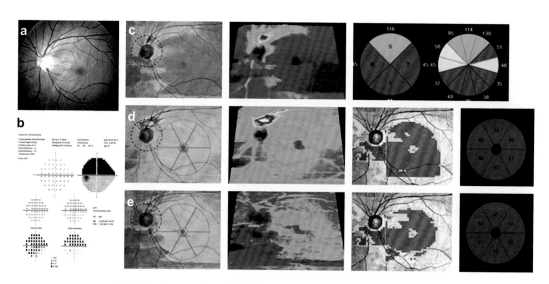

图5.20　女，52岁，左眼晚期POAG，行DRI OCT Triton扫描

无赤光照相显示颞下方RNFL弥漫变薄（a），Humphrey视野检查显示上半部视野缺损（MD −16.82 dB）（b）。广角厚度图和SuperPixel图显示：下方RNFL弥漫变薄（c）、黄斑区GCL++和GCL+弥漫变薄（d、e）。参照内设的正常数据库，下方扇形区域的RNFL厚度以及黄斑区各扇形区域的GCL++和GCL+厚度都被标示为红色（c～e）。

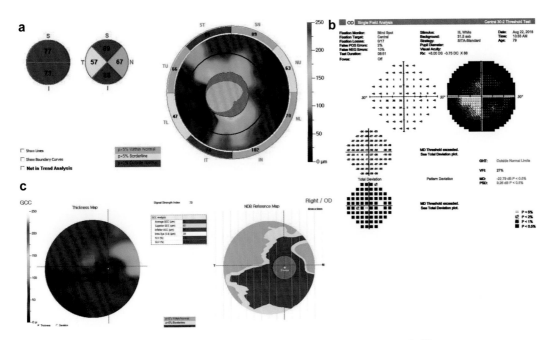

图 5.21　女，80 岁，右眼晚期 POAG，行 RTVue OCT 扫描

RNFL 厚度图显示上方和下方存在缺损（a），Humphrey 视野检查发现上半视野丢失、下方中央 20° 以内的视野缺损（b）。GCC 厚度图（c）显示下方 GCC 弥漫变薄（下方 GCC 厚度为 64 μm），上方也有变薄（上方 GCC 厚度 80 μm）。

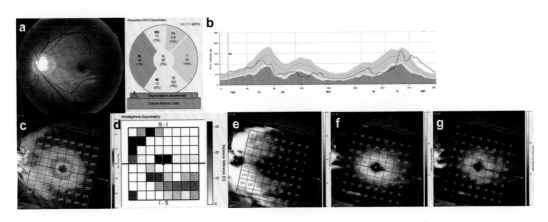

图 5.22　男，27 岁，左眼高度近视，行 Spectralis OCT 扫描

该患者矫正视力为 20/20，眼压 11 mmHg。屈光度为 −9 D，眼轴 29.47 mm。无赤光照相显示视盘向颞侧倾斜，伴颞侧视乳头旁萎缩，但未见明显 RNFL 缺损（a）。Humphrey 视野检测结果在正常范围。Spectralis OCT 的 RNFL 厚度图展示了鼻侧 RNFL 变薄，而颞侧增厚（b）。后极视网膜厚度图显示视网膜没有明显的变薄（c）。半侧不对称分析图显示上、下半侧无明显不对称（d）。黄斑 RNFL、GCL 和 IPL 厚度热图也无特异性的发现（e ～ g）。

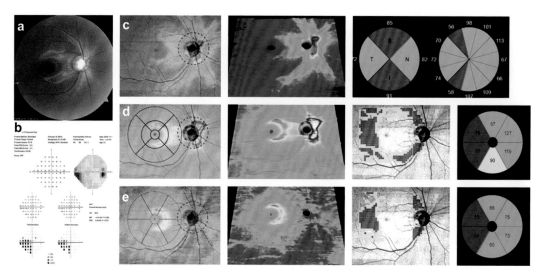

图 5.23　男，32岁，右眼高度近视合并可疑早期POAG，行DRI OCT Triton扫描

该患者屈光度为−8.5 D，眼轴长27.47 mm。无赤光照相显示视盘向颞侧倾斜伴视乳头旁萎缩，以及颞上和颞下RNFL缺损（a）。Humphrey视野检查显示上方和下方的鼻侧阶梯（MD −4.43 dB）（b）。广角的RNFL（c）、GCL++（d）以及GCL+（e）的厚度图和SuperPixel图均显示颞上和颞下都存在缺损。

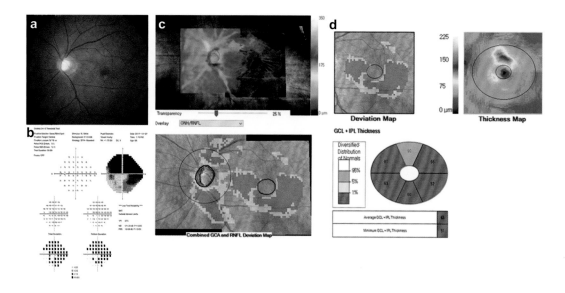

图 5.24　男，68岁，左眼晚期POAG，行Cirrus HD-OCT扫描

无赤光照相显示颞上和颞下区域都存在弥漫的RNFL萎缩，合并存在黄斑前膜（ERM）（a）。Humphrey视野检查显示上半侧视野缺失、下方弓形缺损（MD −21.02 dB）（b）。PanoMap显示出上方和下方的RNFL和GCIPL缺损（c）。黄斑厚度图参照内设的正常数据库却显示上方扇形区域的GCIPL厚度为正常，这可能是由于黄斑区的ERM导致的假阴性体征（d）。颞侧中缝征为阳性（d）[14-16]。

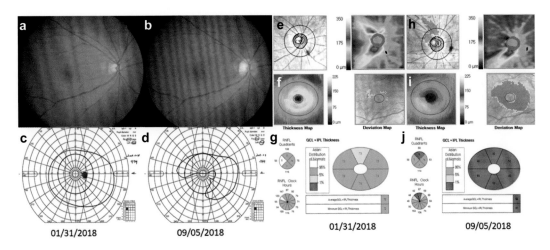

图5.25　女，74岁，右眼发生非动脉炎性缺血性视神经病变（NAION）前、后的Cirrus HD-OCT扫描结果

发生NAION后，颞侧盘沿变得苍白，上方出现新的RNFL缺损（a、b）。Goldmann视野检测显示鼻下方视野缺损（c、d）。RNFL厚度图和偏差图显示上方RNFL弥漫变薄（e、h），黄斑厚度和偏差图显示GCIPL弥漫变薄（GCIPL平均厚度54 μm）（f、i）。颞侧中缝征阳性（i）。此外还有RNFL和GCIPL厚度的彩色编码图（g、j）。该病例说明了观察视盘形态以及视野和OCT对于鉴别这两种疾病的重要性。

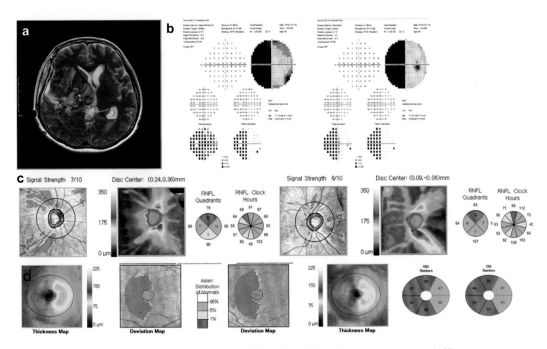

图5.26　女，57岁，患有压迫性视神经病变，行Cirrus HD-OCT扫描

患者被诊断为大脑海绵状血管瘤，累及右侧基底节和颞顶叶（a）。Humphrey视野检查证实为双眼左侧同侧性偏盲（b）。RNFL厚度和偏差图显示右眼颞上和颞下RNFL缺损，左眼上方和颞侧RNFL缺损（c）。黄斑厚度和偏差图显示双眼一致的右半侧GCIPL缺损（d）。因此，双眼视野以及GCIPL厚度和偏差图中的"垂直分界线"可能源于视交叉之后的病灶，这与青光眼的"水平中缝征"形成鲜明对比。

参考文献

[1] Wassle H, Grunert U, Rohrenbeck J, Boycott BB. Cortical magnification factor and the gan-glion cell density of the primate retina. Nature. 1989; 341: 643-6.

[2] Curcio CA, Allen KA. Topography of ganglion cells in human retina. J Comp Neurol. 1990; 300: 5-25.

[3] Hood DC, Raza AS, de Moraes CG, Liebmann JM, Ritch R. Glaucomatous damage of the macula. Prog Retin Eye Res. 2013; 32: 1-21.

[4] Mwanza JC, Durbin MK, Budenz DL, Girkin CA, Leung CK, Liebmann JM, et al. Profile and predictors of normal ganglion cell-inner plexiform layer thickness measured with frequency-domain optical coherence tomography. Invest Ophthalmol Vis Sci. 2011; 52: 7872-9.

[5] Mwanza JC, Oakley JD, Budenz DL, Chang RT, Knight OJ, Feuer WJ. Macular ganglion cellinner plexiform layer: automated detection and thickness reproducibility with spectral domainoptical coherence tomography in glaucoma. Invest Ophthalmol Vis Sci. 2011; 52: 8323-9.

[6] Koh VT, Tham YC, Cheung CY, Wong WL, Baskaran M, Saw SM, et al. Determinants of ganglion cell-inner plexiform layer thickness measured by high-definition optical coherence tomography. Invest Ophthalmol Vis Sci. 2012; 53: 5853-9.

[7] Jeong JH, Choi YJ, Park KH, Kim DM, Jeoung JW. Macular ganglion cell imaging study: covariate effects on the spectral domain optical coherence tomography for glaucoma diagnosis. PLoS One. 2016; 11: e0160448.

[8] Kim KE, Park KH. Macular imaging by optical coherence tomography in the diagnosis and management of glaucoma. Br J Ophthalmol. 2018; 102: 718-24.

[9] Mwanza JC, Durbin MK, Budenz DL, Sayyad FE, Chang RT, Neelakantan A, et al. Glaucoma diagnostic accuracy of ganglion cell-inner plexiform layer thickness: comparison with nerve fiber layer and optic nerve head. Ophthalmology. 2012; 119: 1151-8.

[10] Oddone F, Lucenteforte E, Michelessi M, Rizzo S, Donati S, Parravano M, et al. Macular versus retinal nerve Fiber layer parameters for diagnosing manifest glaucoma: a systematic review of diagnostic accuracy studies. Ophthalmology. 2016; 123: 939-49.

[11] Kim MJ, Jeoung JW, Park KH, Choi YJ, Kim DM. Topographic profiles of retinal nerve fiber layer defects affect the diagnostic performance of macular scans in preperimetric glaucoma. Invest Ophthalmol Vis Sci. 2014; 55: 2079-87.

[12] Kim MJ, Park KH, Yoo BW, Jeoung JW, Kim HC, Kim DM. Comparison of macular GCIPL and peripapillary RNFL deviation maps for detection of glaucomatous eye with localized RNFL defect. Acta Ophthalmol. 2015; 93: e22-8.

[13] Choi YJ, Jeoung JW, Park KH, Kim DM. Glaucoma detection ability of ganglion cell-inner plexiform layer thickness by spectral-domain optical coherence tomography in high myopia. Invest Ophthalmol Vis Sci. 2013; 54: 2296-304.

[14] Kim YK, Yoo BW, Kim HC, Park KH. Automated detection of hemifield difference across horizontal raphe on ganglion cell-inner plexiform layer thickness map. Ophthalmology. 2015; 122: 2252-60.

[15] Kim YK, Yoo BW, Jeoung JW, Kim HC, Kim HJ, Park KH. Glaucoma-diagnostic ability of ganglion cell-inner plexiform layer thickness difference across temporal raphe in highly myopic eyes. Invest Ophthalmol Vis Sci. 2016; 57: 5856-63.

[16] Lee J, Kim YK, Ha A, Kim YW, Baek SU, Kim JS, et al. Temporal raphe sign for discrimination of

glaucoma from optic neuropathy in eyes with macular ganglion cell-inner plexiform layer thinning. Ophthalmology. 2019; 126: 1131−9.

[17] Kim KE, Park KH, Yoo BW, Jeoung JW, Kim DM, Kim HC. Topographic localization of macular retinal ganglion cell loss associated with localized peripapillary retinal nerve fiber layer defect. Invest Ophthalmol Vis Sci. 2014; 55: 3501−8.

[18] Hwang YH. Patterns of macular ganglion cell abnormalities in various ocular conditions. Invest Ophthalmol Vis Sci. 2014; 55: 3995−6.

[19] Kim KE, Jeoung JW, Park KH, Kim DM, Kim SH. Diagnostic classification of macular ganglion cell and retinal nerve fiber layer analysis: differentiation of false-positives from glaucoma. Ophthalmology. 2015; 122: 502−10.

[20] Mwanza JC, Budenz DL, Godfrey DG, Neelakantan A, Sayyad FE, Chang RT, et al. Diagnostic performance of optical coherence tomography ganglion cell-inner plexiform layer thickness measurements in early glaucoma. Ophthalmology. 2014; 121: 849−54.

[21] Airaksinen PJ, Drance SM, Douglas GR, Mawson DK, Nieminen H. Diffuse and localized nerve fiber loss in glaucoma. Am J Ophthalmol. 1984; 98: 566−71.

[22] Shin JW, Sung KR, Lee GC, Durbin MK, Cheng D. Ganglion Cell-inner Plexiform Layer Change Detected by Optical Coherence Tomography Indicates Progression in Advanced Glaucoma. Ophthalmology. 2017; 124: 1466−74.

第6章
眼前节 OCT 与青光眼
Anterior Segment OCT in Glaucoma

Carlos J. Vives Alvarado, Kimberly A. Mankiewicz, and Nicholas P. Bell

眼前节 OCT 仪器和测量

眼前节相干光层析成像术（AS-OCT）已成为辅助诊断、治疗和随访眼部疾病的重要成像工具。眼前节 OCT 是基于传统视网膜成像的相同技术开发，以非接触方式展示出前房的结构[1]。通常可以将特殊模块添加到视网膜 OCT 设备以聚焦前段，但由于巩膜穿透的限制，使用 830 ～ 870 nm 波长的 OCT 设备对于前房角成像并不理想。更长的 1 310 nm 波长可以更好地穿透巩膜组织，以改善前房角成像[2]。Visante（Carl Zeiss Meditec, Dublin, CA, USA）和裂隙灯 OCT（Heidelberg Engineering, Heidelberg, Germany）是专用的时域眼前节 OCT 设备，它们使用更长的 1 310 nm 波长来提供高质量的成像。本章介绍的图像是使用 CASIA SS-1000（Tomey，日本）获得的，它也使用 1 310 nm 波长，但采用扫频源傅立叶域技术，扫描速度为每秒 30 000 次 A 扫描（与 Visante 每秒 2 000 次 A 扫描相比更高），并且可以在整个 360° 房角上获得 128 次扫描（256 个角度的图像）[3]。

眼前节 OCT 还可以提供对青光眼、角膜疾病以及眼前节手术的术前和术后有用的生物特征信息。临床应用上类似于超声生物显微镜（UBM），但有一些重要区别。两种成像方式均可用于识别房角标志，例如小梁网、Schlemm 管和巩膜突（图 6.1）。然而，眼前节 OCT 获取图像更快，是一种非接触式技术，并且具有更好的图像分辨率（眼前节 OCT ≤ 10 μm，而 UBM 为 35 ～ 70 μm）。与 UBM 相比，眼前节 OCT 对操作者技术的依赖性较小，因此具有高度可重复性[4, 5]。使用眼前节 OCT 可以轻松测量前房深度、房角宽度、晶状体拱高、虹膜厚度和角膜厚度。房角开放距离（angle opening distance, AOD）、房角隐窝面积（angle recess area, ARA）和小梁虹膜间面积（trabecular-iris space area, TISA）是常用的房角定量测量，有助于窄房角 / 原发性房角关闭的评估和处理（图 6.2）[3]。然而，由于眼前节 OCT 是一种基于光学的技术，色素密集的虹膜上皮阻碍了眼前节 OCT 对虹膜后结构（如后房、睫状体和周边晶状体）成像的能力[2]。

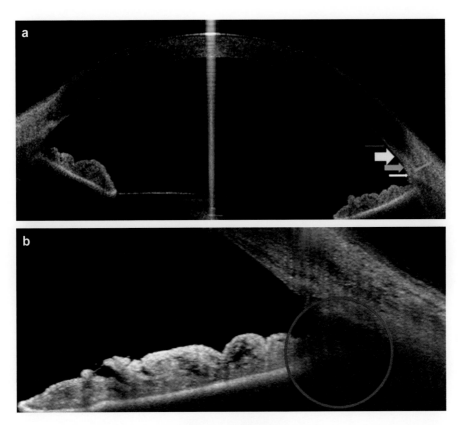

图6.1　正常房角

使用Tomey CASIA SS-1000拍摄的宽房角的眼前节OCT（a）。Schwalbe线（红色箭头）是角膜内皮终止及小梁网开始之处。巩膜突（白色箭头）是巩膜内弯曲和角膜相交之处。小梁网是位于Schwalbe线和巩膜突之间的区域。前部小梁网（黄色箭头）的密度低于后部小梁网（蓝色箭头）。Schlemm管（绿色箭头）是位于后部小梁网后方的低密度管腔。b.使用870 nm波长Heidelberg Spectralis前节模块（Heidelberg Engineering GmbH）获得同一患者的颞侧房角隐窝（红色圆圈）。可见房角隐窝的细节与图a中Tomey CASIA SS-1000的1 310 nm波长成像相比具有较差的分辨率和较低的清晰度。

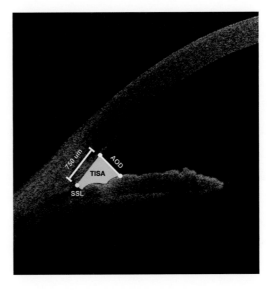

图6.2　开角的前房角测量

前房角测量的前节OCT图像、房角开放距离（angle opening distance, AOD）和小梁虹膜间面积（trabecular-iris space area, TISA）。SSL（scleral spur landmark），巩膜突标志。

由于CASIA SS-1000扫频源傅立叶域眼前节OCT具有快速获取前房角整个圆周数据的优势，因此可以计算三维测量值，例如前房容积和虹膜容积[6,7]。Rigi等描述的小梁虹膜圆周容积（trabecular-iris circumference volume, TICV）是通过256个角度（128个横截面图像）整合360°的小梁虹膜间面积（trabecular-iris space area, TISA）（图6.3）[6]。此外，CASIA SS-1000提供的高分辨率水平能识别房角的角膜缘巩膜部分一个已被组织病理学证实的结构，称为小管外角膜缘层带（band of extracanalicular limbal lamina, BELL）（图6.4）[8]。尽管该层的功能意义尚未完全阐明，但被认为可为小梁网和Schlemm管提供结构支撑[8,9]。

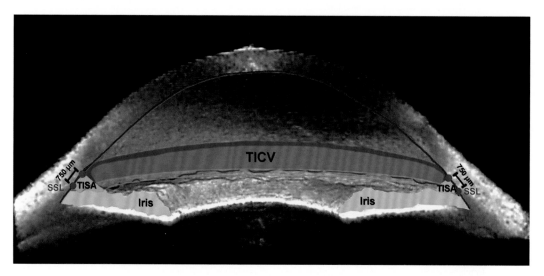

图6.3 眼前节OCT显示的小梁虹膜圆周容积（TICV）[6]

TISA（trabecular-iris space area），小梁虹膜间面积；SSL（scleral spur landmark），巩膜突标志；Iris，虹膜。

在原发性房角关闭疾病谱中的应用

正确评估房角对于原发性房角关闭疾病患者的诊断和治疗至关重要。虽然房角镜检查仍被认为是评估房角的金标准，但前节OCT可以作为一种有用的辅助手段来监测房角随时间推移的细微变化[10,11]。在原发性房角关闭的处理流程中，激光周边虹膜切开术（LPI）是一线治疗，因为它可缓解因瞳孔阻滞引起的虹膜膨隆，从而加深房角（图6.5）。如果激光周边虹膜切开术后房角仍保持关闭，则怀疑是高褶虹膜（图6.6和图6.7）。高褶虹膜的眼中睫状体前旋，将周边虹膜顶推向前。高褶虹膜的结构特征是平坦的虹膜表面在周边房角隐窝处急剧下降。由于睫状体位于虹膜后方，前节OCT无法成像，因此需要UBM来确诊高褶虹膜综合征。图6.6和图6.7显示了在激光周边虹膜切开术后，有高褶虹膜综合征的患眼仍然为窄房角。虹膜成形术可用于收缩周边虹膜，将其

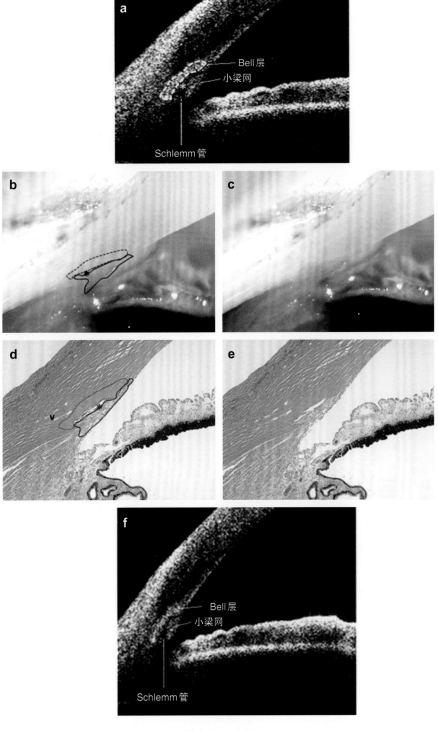

图6.4　Bell层

比较眼前节OCT图像（a、f）、大体摄影成像（b、c）和苏木精–伊红染色的组织学照片（d、e）显示的房角结构（不同的眼睛）：小梁网、Schlemm管和小管外角膜缘层带。虚线显示Bell层；红色实线显示小梁网；图b和图d中星号（＊）标记Schlemm管。房水导管在图d中标记为（v）[8]（经Elsevier许可转载）。

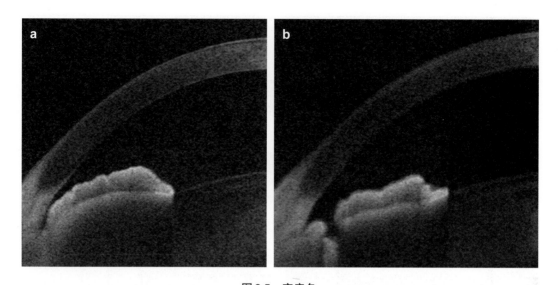

图6.5　窄房角

前节OCT显示虹膜膨隆（a）。该房角在接受激光周边虹膜切开术后，可见通畅的虹膜切开口以及虹膜膨隆已缓解（b）。

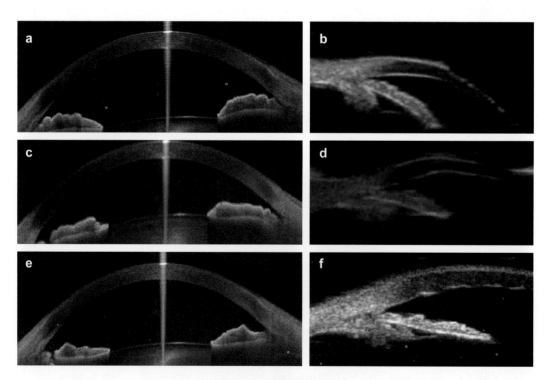

图6.6　高褶虹膜（1）

前节OCT显示窄房角（a）。UBM显示窄房角及睫状体前旋（b）。此睫状体的位置需怀疑高褶虹膜，但仅有前节OCT并不能确定。前节OCT（c）和UBM（d）显示同一患者在激光周边虹膜切开术后虹膜切开口通畅，周边虹膜膨隆减轻，但房角仍较窄。术后虹膜膨隆得到解决及后房压力减低，睫状体前旋比术前更明显。房角隐窝仍然很窄且关闭。前节OCT（e）和UBM（f）显示同一患者在周边虹膜成形术后的周边虹膜基质压缩并且房角加深。

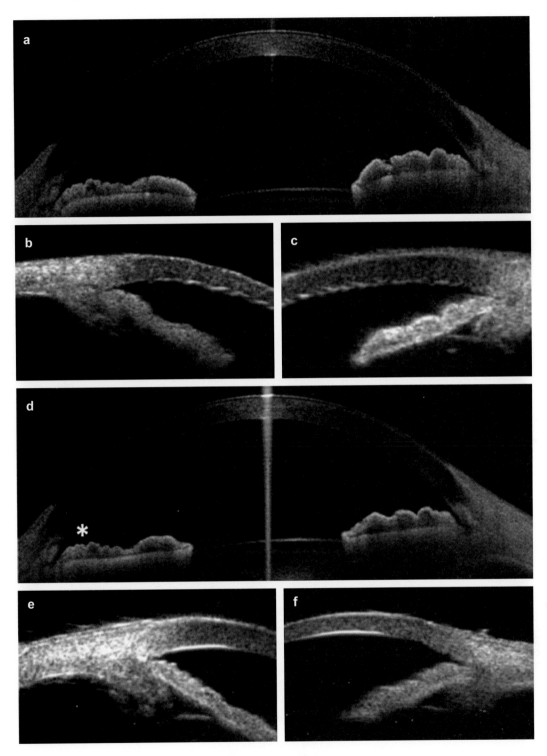

图6.7 高褶虹膜（2）

窄房角的前节OCT（a）和UBM（b颞侧，c鼻侧）。激光虹膜切开术后，周边虹膜膨隆减轻，但仍存在高褶虹膜结构，如前节OCT（d）和UBM（e颞部，f鼻部）所示。同一患者接受周边虹膜成形术后的前节OCT（g）和UBM（h颞侧，i鼻侧）图像。请注意，虹膜的周边部分（图g中的*）离小梁更远，使得房角隐窝的宽度比激光虹膜成形术前更深（图d中的*）。

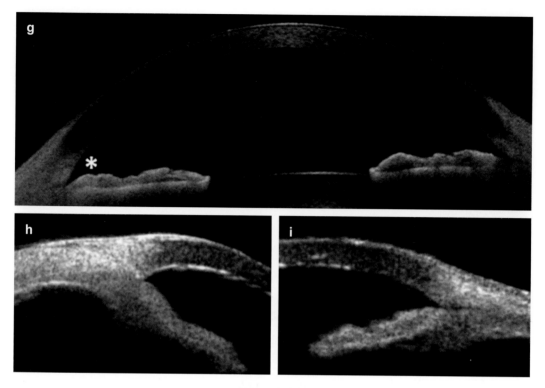

图6.7（续）

向中心拉动并加宽房角隐窝。虹膜或睫状体的囊肿或肿瘤也会使房角变窄并导致继发性房角关闭。图6.8显示了睫状体囊肿导致的房角关闭。由于前节OCT成像的局限性，若没有UBM，可能会漏诊。

在眼前节的应用

眼前节OCT是眼前节手术医师的有用工具。原发性房角关闭的患者在移除白内障（或透明）晶状体后，房角会明显加深（图6.9）[12]。角膜缘至角膜缘（limbus-to-limbus）的角膜厚度测量可以帮助屈光手术医师评估术后角膜扩张的风险。在角膜屈光手术或角膜内皮移植术后视力不如预期清晰的患者中，前节OCT可以帮助评估角膜瓣界面的疾病。前房深度、"白到白"（"white-to-white"）直径[13]和后房晶状体拱高的精确测量对于有晶状体眼患者的屈光植入物处理十分重要。在角膜内皮移植术或白内障术后，前节OCT可以识别和监测轻微的术后角膜基质水肿。角膜和结膜异常病变的前节OCT成像有助于区分良、恶性生长[14]。高分辨率的前节OCT也可用于鉴别各种角膜营养不良和变性[15]。

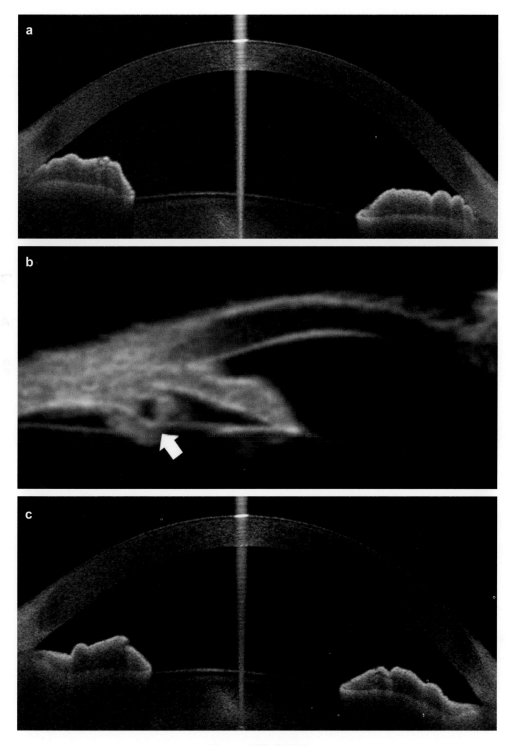

图6.8 睫状体囊肿

前节OCT显示虹膜小梁接触的窄房角（a）。同一患者的UBM显示睫状体囊肿（b，箭头）。双眼360°每个钟点的UBM图像中都存在大小不一的睫状体囊肿。虽然前节OCT无法显示位于虹膜后面的囊肿，但它有助于展示周边虹膜成形术后房角加深（c）。

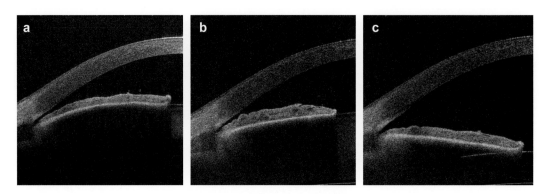

图6.9 同一患者的前节OCT图像

基线（a），激光周边虹膜切开术后1周（b），晶状体摘除术后1周（激光周边虹膜切开术后4个月）（c）。

在青光眼手术中的应用

眼前节OCT可以应用于几种青光眼手术的术后评估。用眼前节OCT对小梁切除术后的滤过泡形态成像已被用于预测其未来的功效（图6.10）[16, 17]。眼前节OCT还可

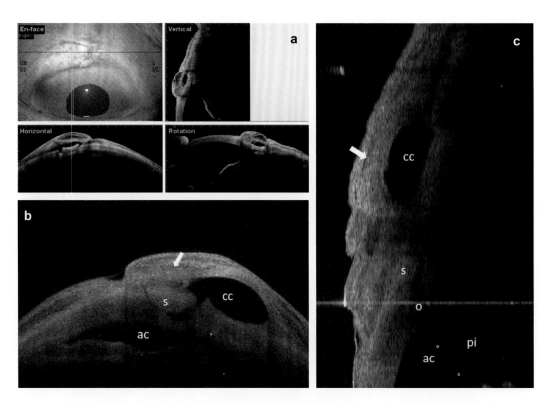

图6.10 小梁切除术

CASIA SS-1000扫频源傅立叶域眼前节OCT软件可以提供小梁切除术后滤过泡的水平和垂直横截面图像（a）。增加放大倍数的水平（b）和垂直（c）图像。箭头显示结膜内微囊肿。s，巩膜瓣（scleral flap）；ac，前房（anterior chamber）；cc，囊腔（cystic cavity）；pi，周边虹膜切除术（peripheral iridectomy）；o，滤过道开口（ostium）。

以观察XEN45凝胶支架（XEN45 Gel Stent, Allergan, Madison, NJ USA）植入术后植入物的位置和由其产生的滤过泡（图6.11），以及评估青光眼引流装置的引流管通畅性和阀体周围滤过泡的大小（图6.12）[18]。图6.13和图6.14分别显示了使用Kahook双刃刀（Kahook Dual Blade, New World Medical, Rancho Cucamonga, CA, USA）（图6.13）和OMNI手术系统（OMNI Surgical System, Sight Sciences, Menlo Park CA, USA）（图6.14）进行房角切开术后的开放的小梁网。图6.15展示了Hydrus微型支架（Hydrus Microstent, Ivantis, Irvine, CA, USA）在Schlemm管中的正确方向。前节OCT也有助于确定CyPass微型支架（CyPass Micro-Stent, Alcon, Ft. Worth, TX, USA）在脉络膜上腔的位置（图6.16）。CyPass在前房中与角膜接触过长可能会导致角膜内皮细胞丢失和大泡性角膜病变的风险[18, 19]。

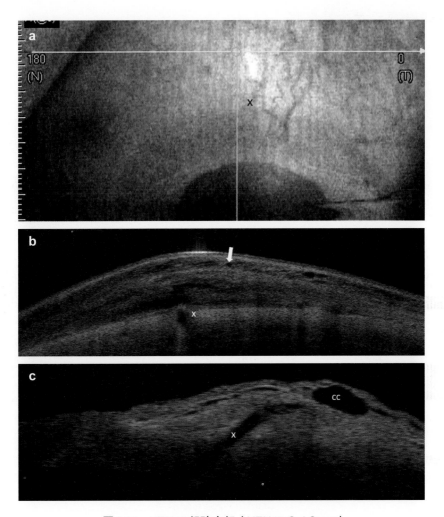

图6.11 XEN45凝胶支架（XEN45 Gel Stent）

手术后第一天的XEN45凝胶支架。眼前节OCT显示了植入物的表面（a）、水平（b）和垂直（c）横截面图像。可见滤过泡和结膜微囊肿内的液体。x，XEN45凝胶支架；cc，囊腔；箭头，结膜微囊。

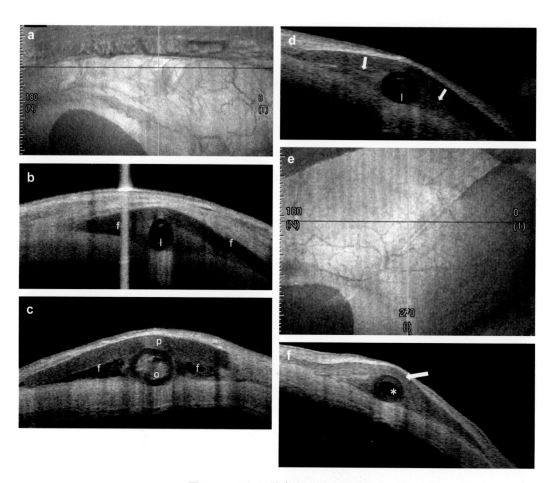

图6.12 无阀门的青光眼引流装置

前房引流管分流器〔Baerveldt青光眼植入物（Johnson & Johnson Vision，Jacksonville，FL USA）〕植入术后的眼前节OCT（a）和引流管沿眼外、结膜下走行的横截面图像。术后早期可通过管腔内使用3-0聚丙烯线闭塞缝合和在管腔外使用8-0尼龙线结扎缝合使导管闭塞。10-0可溶解线芯通过引流管放置在闭塞点之前。在引流管和Tenon层／结膜之间见角膜补片。术后第1周在管腔内聚丙烯线闭塞端的前部（b）和后部（c）的图像。在引流管的任何一侧都可以看到房水。图d中可见术后第3周时10-0可溶解缝合线芯在管腔内和角膜补片下方的导管周围（箭头），但角膜补片下已发生纤维化，引流管周围未见房水。手术后6年（e、f），管腔明显开放（*），角膜植片仍保持厚度（箭头）以保护结膜，防止糜烂及引流管暴露。f，引流管周围的结膜下积液；l，管腔；p，植片；o，闭塞部位；箭头，缝合线芯。

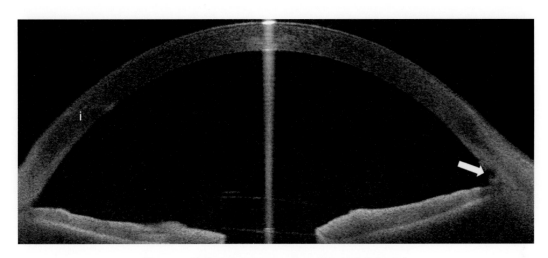

图6.13　使用 Kahook Dual Blade 进行的房角切开术

患者在白内障摘除联合 Kahook Dual Blade 房角切开术后1周的眼前节 OCT 图像。小梁网"屋顶"（白色箭头）缺如使 Schlemm 管可以直接与前房相通。颞侧角膜基质内混浊（i）之处为角膜刀切口。

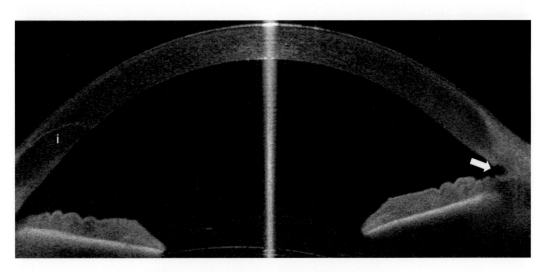

图6.14　使用 OMNI 手术系统进行的房角切开术

患者在白内障摘除联合 OMNI 手术系统房角切开术和使用黏弹剂行管腔扩张术后1个月的眼前节 OCT 图像。可见开放的 Schlemm 管（白色箭头）以及角膜刀切口（i）。

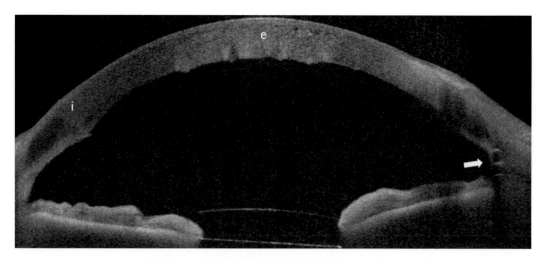

图6.15 Hydrus 微型支架（Hydrus Microstent）

Hydrus 微型支架植入联合白内障摘除术后的眼前节 OCT 图像。可见支架（白色箭头）在 Schlemm 管中的位置正确，伴发角膜水肿（e）和颞侧角膜切口（i）。

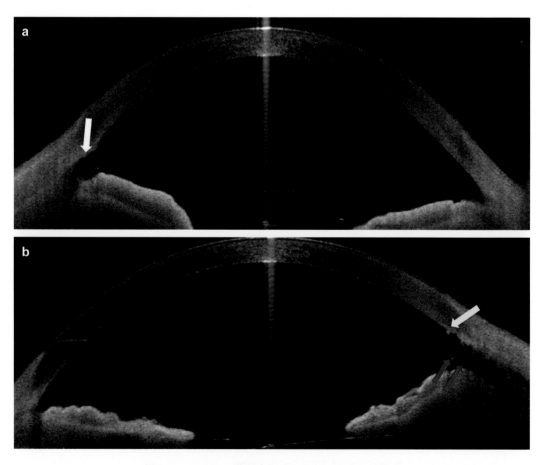

图6.16 CyPass 微型支架（CyPass Micro-stent）

眼前节OCT图像（a）显示支架位置正确，前房中仅有1个环（白色箭头）。b.显示支架位置偏前，在前房中有2个环（红色箭头），并与角膜接触（黄色箭头）。c.显示CyPass插入位置过深至脉络膜上腔。房角镜检查不可见，但可以通过前节OCT定位。绿色箭头指向装置的前开口。

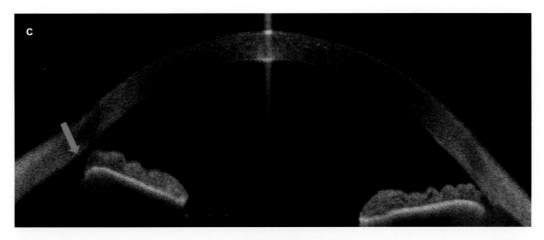

图6.16（续）

参考文献

[1] Asrani S, Sarunic M, Santiago C, Izatt J. Detailed visualization of the anterior segment using Fourier-domain optical coherence tomography. Arch Ophthalmol. 2008; 126(6): 765−71.

[2] Ang M, Baskaran M, Werkmeister RM, Chua J, Schmidl D, Aranha Dos Santos V, et al. Anterior segment optical coherence tomography. Prog Retin Eye Res. 2018; 66: 132−56.

[3] Cumba RJ, Radhakrishnan S, Bell NP, Nagi KS, Chuang AZ, Lin SC, et al. Reproducibility of scleral spur identification and angle measurements using Fourier domain anterior segment optical coherence tomography. J Ophthalmol. 2012; 2012: 487309.

[4] Li H, Leung CK, Cheung CY, Wong L, Pang CP, Weinreb RN, et al. Repeatability and reproducibility of anterior chamber angle measurement with anterior segment optical coherence tomography. Br J Ophthalmol. 2007; 91(11): 1490−2.

[5] Radhakrishnan S, See J, Smith SD, Nolan WP, Ce Z, Friedman DS, et al. Reproducibility of anterior chamber angle measurements obtained with anterior segment optical coherence tomography. Invest Ophthalmol Vis Sci. 2007; 48(8): 3683−8.

[6] Rigi M, Blieden LS, Nguyen D, Chuang AZ, Baker LA, Bell NP, et al. Trabecular-iris circumference volume in open angle eyes using swept-source Fourier domain anterior segment optical coherence tomography. J Ophthalmol. 2014; 2014: 590978.

[7] Peterson JR, Blieden LS, Chuang AZ, Baker LA, Rigi M, Feldman RM, et al. Establishing ageadjusted reference ranges for Iris-related parameters in open angle eyes with anterior segment optical coherence tomography. PLoS One. 2016; 11(1): e0147760.

[8] Crowell EL, Baker L, Chuang AZ, Feldman RM, Bell NP, Chevez-Barrios P, et al. Characterizing anterior segment OCT angle landmarks of the trabecular meshwork complex. Ophthalmology. 2018; 125(7): 994−1002.

[9] Gold ME, Kansara S, Nagi KS, Bell NP, Blieden LS, Chuang AZ, et al. Age-related changes in trabecular meshwork imaging. Biomed Res Int. 2013; 2013: 295204.

[10] Nolan WP, See JL, Chew PT, Friedman DS, Smith SD, Radhakrishnan S, et al. Detection of primary

angle closure using anterior segment optical coherence tomography in Asian eyes. Ophthalmology. 2007; 114(1): 33−9.

[11] Rigi M, Bell NP, Lee DA, Baker LA, Chuang AZ, Nguyen D, et al. Agreement between gonioscopic examination and swept source Fourier domain anterior segment optical coherence tomography imaging. J Ophthalmol. 2016; 2016: 1727039.

[12] Melese E, Peterson JR, Feldman RM, Baker LA, Bell NP, Chuang AZ, et al. Comparing laser peripheral iridotomy to cataract extraction in narrow angle eyes using anterior segment optical coherence tomography. PLoS One. 2016; 11(9): e0162283.

[13] Bruner C, Skanchy DF, Wooten JP, Chuang AZ, Kim G. Anterior chamber lens sizing: comparison of white-to-white and scleral spur-to-scleral spur methods. J Cataract Refract Surg. 2020; 46(1): 95−101.

[14] Shousha MA, Karp CL, Canto AP, Hodson K, Oellers P, Kao AA, et al. Diagnosis of ocular surface lesions using ultra-high-resolution optical coherence tomography. Ophthalmology. 2013; 120(5): 883−91.

[15] Vajzovic LM, Karp CL, Haft P, Shousha MA, Dubovy SR, Hurmeric V, et al. Ultra highresolution anterior segment optical coherence tomography in the evaluation of anterior corneal dystrophies and degenerations. Ophthalmology. 2011; 118(7): 1291−6.

[16] Kawana K, Kiuchi T, Yasuno Y, Oshika T. Evaluation of trabeculectomy blebs using 3-dimensional cornea and anterior segment optical coherence tomography. Ophthalmology. 2009; 116(5): 848−55.

[17] Singh M, Chew PT, Friedman DS, Nolan WP, See JL, Smith SD, et al. Imaging of trabeculectomy blebs using anterior segment optical coherence tomography. Ophthalmology. 2007; 114(1): 47−53.

[18] Jiang C, Li Y, Huang D, Francis BA. Study of anterior chamber aqueous tube shunt by Fourierdomain optical coherence tomography. J Ophthalmol. 2012; 2012: 189580.

[19] Reiss G, Clifford B, Vold S, He J, Hamilton C, Dickerson J, et al. Safety and effectiveness of CyPass supraciliary micro-stent in primary open-angle glaucoma: 5-year results from the COMPASS XT study. Am J Ophthalmol. 2019; 208: 219−25.

第7章
OCT进展分析

OCT Progression Analysis

Christopher Kai-shun Leung

视网膜神经纤维层（RNFL）变薄和神经视网膜边缘变窄是青光眼的两个定义性特征[1]。相干光层析成像术（OCT）提供了对RNFL厚度、神经节细胞内丛状层（GCIPL）厚度以及各种神经视网膜边缘和视盘尺寸的客观且可重复的测量。尽管越来越多的证据表明黄斑成像测量GCIPL厚度的重要性，但OCT对青光眼进展的评估还是主要集中在监测进行性RNFL变薄。对青光眼进展的可靠评估是基于对变化的统计分析。然而，目前许多临床OCT仪器尚缺乏经过验证的统计工具来评估青光眼进展。

进行性RNFL变薄的评估

随着高速傅立叶域OCT的出现，青光眼的诊断评估已从对视乳头周围RNFL厚度的分析转变为对视乳头旁区域RNFL厚度的地形分析。Guided Progression Analysis（GPA，Carl Zeiss Meditec）是一种经过验证的进展分析包，可对6 mm×6 mm（50个 ×50个超像素）视乳头旁区域的RNFL厚度进行基于事件的分析，以及对平均、上方和下方的RNFL厚度进行基于趋势的分析（图7.1～图7.3）。使用GPA对RNFL厚度的地形分析比较了两次基线检查和一次随访检查之间的单个超像素RNFL厚度。如果随访检查与第一和第二次基线RNFL厚度图之间的RNFL厚度差异大于该超像素位置的重测变异性，则超像素将在RNFL厚度变化图中以黄色标识；如果在连续的随访中检测到差异，则显示为红色。进行性RNFL变薄通常定义为≥20个连续超像素在RNFL厚度变化图中以红色标识。监测进行性RNFL变薄可以检测到单时间点RNFL厚度分析所遗漏的青光眼变化（图7.1）。虽然评估近视眼的视盘结构具有挑战性，但使用OCT跟踪进行性RNFL变薄对于确定高度近视眼的青光眼进展是可行的（图7.2）。OCT的另一个重要作用是视野（VF）进展的风险评估；具有进行性RNFL或GCIPL变薄的眼睛具有随后发生视野进展的风险（图7.3）[2-4]。

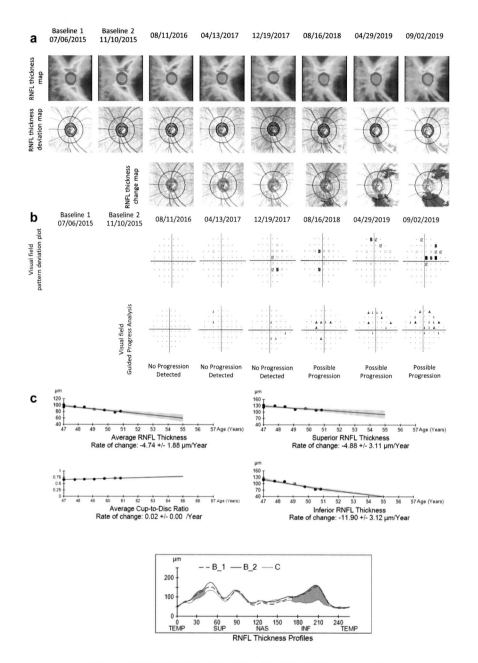

图7.1 进展分析检测到单时间点分析所遗漏的RNFL变薄

一名47岁患者于2015年被诊断为高眼压症。2015年7月至2017年12月期间，左眼6 mm×6 mm视乳头旁区域测量的RNFL厚度在正常参考范围内（在RNFL厚度偏差图中没有像素被标识为红色），直到2018年8月在RNFL厚度偏差图以及RNFL厚度变化图中显示出现了颞下方RNFL缺损（a）。虽然自2019年4月以来在RNFL厚度变化图中检测到颞上方的RNFL逐渐变薄，但颞上方的RNFL厚度偏差图维持正常。此外，虽然从2018年8月至2019年9月在RNFL厚度变化图中颞下方的进行性RNFL变薄区域显著增加，但RNFL厚度偏差图中的异常RNFL厚度区域并无明显变化。该示例还说明了进行性RNFL变薄可以在标准自动视野计检测到视野异常之前检测到（b）。Cirrus HD–OCT GPA报告还提供了对平均RNFL厚度、上方RNFL厚度和下方RNFL厚度（上图）的基于趋势的分析，对RNFL厚度基于事件的分析（中图）以及各种RNFL和视乳头的汇总参数（下图）（c）。在这个例子中，下方RNFL厚度变化最大，从2015年7月的118 μm下降到2019年9月的76 μm，变化率为每年−11.9 μm。

RNFL and ONH Summary Parameters

		Exam Date/Time	Serial Number	Registration Method	SS	Avg RNFL Thickness (μm)	Inf Quadrant RNFL (μm)	Sup Quadrant RNFL (μm)	Rim Area (mm²)	Average Cup-to-Disc Ratio	Vertical Cup-to-Disc Ratio	Cup Volume (mm³)
Baseline 1:	1	7/6/2015 3:43:51 PM	4000-1012		8/10	95	118	123	1.18	0.67	0.60	0.269
Baseline 2:	2	11/10/2015 3:28:47 PM	4000-1012	R2	9/10	102	123	134	1.21	0.66	0.58	0.256
	3	8/11/2016 2:58:41 PM	4000-1012	R2	8/10	96	113	131	1.16	0.67	0.60	0.277
	4	4/13/2017 3:35:21 PM	4000-1012	R2	7/10	94	111	127	1.13	0.68	0.64	0.288
	5	12/19/2017 3:25:55 PM	5000-5822	R2	8/10	88	101	114	1.11	0.69	0.63	0.301
	6	8/16/2018 2:29:57 PM	5000-5822	R2	8/10	86	97	118	1.05	0.71	0.67	0.339
	7	4/29/2019 4:57:52 PM	5000-5822	R2	9/10				1.00	0.73	0.70	0.382
Current:	8	9/2/2019 3:40:19 PM	5000-5822	R2	9/10				0.99		0.70	0.393

图7.1（续）

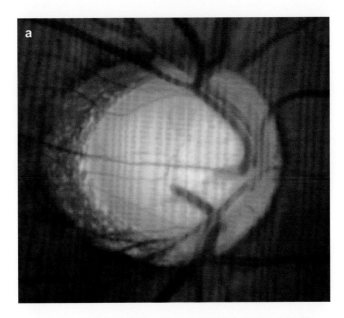

图7.2　在高度近视眼中可以检测到进行性RNFL变薄

一名28岁高度近视（球差：−7.25 D）、原发性开角型青光眼患者在临床检查中具有隐匿的青光眼性视盘改变（视盘凹陷、边缘变窄）（a），在OCT RNFL厚度偏差图中显示右侧广泛的颞下方RNFL缺损（b）。在RNFL厚度变化图中，颞上方的进行性RNFL变薄自2016年10月以来变得明显。尽管在2016年10月也注意到可能的视野进展，但在随后的随访中并未一致地被检测到（c）。由于空间限制，11/12/2007和10/27/2016之间的OCT和视野图像并未显示。尽管Cirrus HD-OCT提供了基于趋势的平均RNFL厚度、上方RNFL厚度、下方RNFL厚度和杯盘比平均值，分析报告中只能包含8次连续测量（d）。在此示例中，如分析报告所示，平均RNFL厚度的变化率估计为每年−0.73 ± 0.19 μm，但使用所有随访的数据测量平均RNFL厚度的变化率为每年−0.50 ± 0.16 μm（e）。"±"后面的数字代表95%的置信区间。由于95%置信区间不包括零，因此平均、下方和上方RNFL厚度的变化率被认为具有统计学意义。

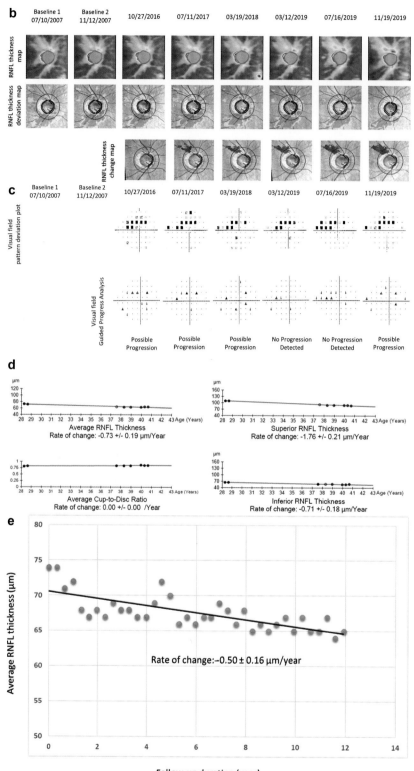

图7.2（续）

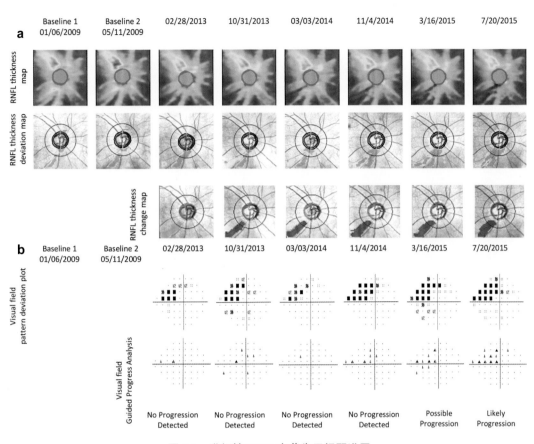

图7.3 进行性RNFL变薄先于视野进展

一名63岁的原发性开角型青光眼患者于2009年1月检测到右侧颞下方RNFL缺损并相应的鼻上方视野缺损。2013年2月首次检测到进行性RNFL变薄，并于2013年10月在RNFL厚度变化图中明确了颞下方的RNFL厚度变化（a）。通过比较RNFL厚度偏差图和RNFL厚度变化图，可以推断进行性RNFL变薄代表了之前存在的RNFL缺损的扩展。相比之下，可能的视野进展如鼻上方缺损的扩大，仅在2015年7月（约在明确RNFL进行性变薄后2年）得到证实（b）。

进行性GCIPL变薄的评估

当RNFL厚度达到测量底线时，监测黄斑处进行性GCIPL变薄有助于辨别晚期青光眼的进展（图7.4）[5,6]。整合黄斑GCIPL厚度和视乳头旁RNFL厚度进行进展分析是最大限度提高检测分辨能力的重要策略，因为进行性GCIPL变薄和进行性RNFL变薄是可相互预测的（图7.5），且它们都预示着视野的进展[7]。一些OCT仪器（例如Triton OCT、Topcon；Silverstone、Optos）已提供覆盖黄斑和视乳头旁区域的单次广角扫描用于测量RNFL/GCIPL厚度。结合RNFL和GCIPL的广角进展分析可以提高对青光眼进展的早期发现（图7.6）。

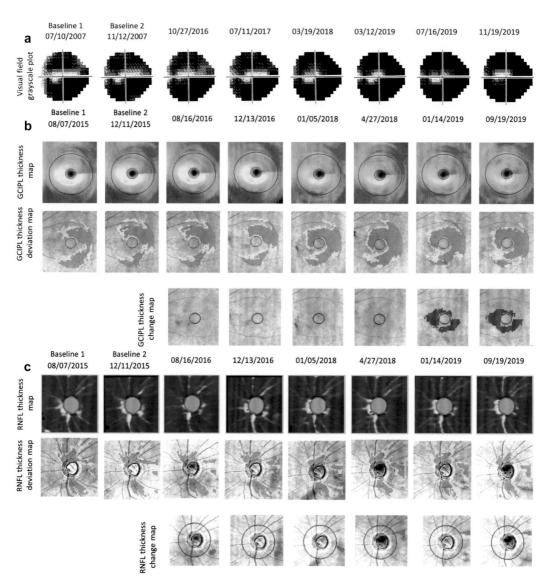

图7.4 进行性GCIPL变薄可以在晚期青光眼中检测到

一名78岁原发性开角型青光眼患者具有晚期视野缺损（a），在GPA中显示黄斑处进行性GCIPL变薄（b）。然而，GPA中视乳头旁区域的进行性RNFL变薄分析没有显示任何变化，这与RNFL厚度的测量底线有关（c）。同样，平均RNFL厚度、下方RNFL厚度、上方RNFL厚度和平均杯盘比的趋势分析，以及围绕视乳头的RNFL厚度分布的事件分析未能检测到任何变化（d）。由于视野已严重缺损，根据早期青光眼诊断试验（Early Manifest Glaucoma Trial, EMGT）的标准，视野的GPA并未显示出进展，但视野指数（VFI）的趋势分析显示视野敏感性逐渐下降（e）。

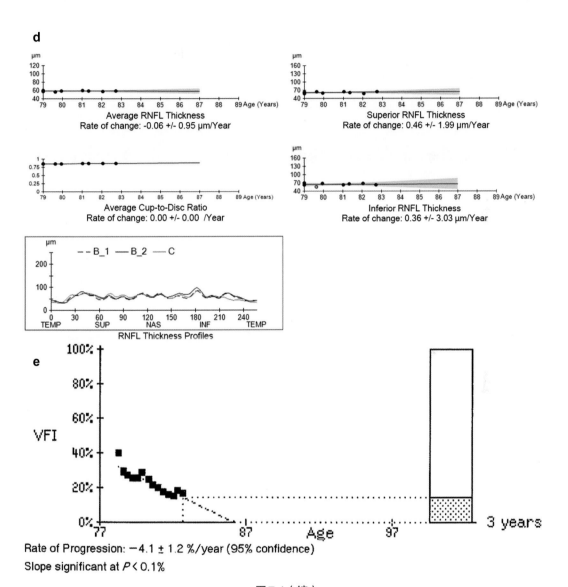

图7.4（续）

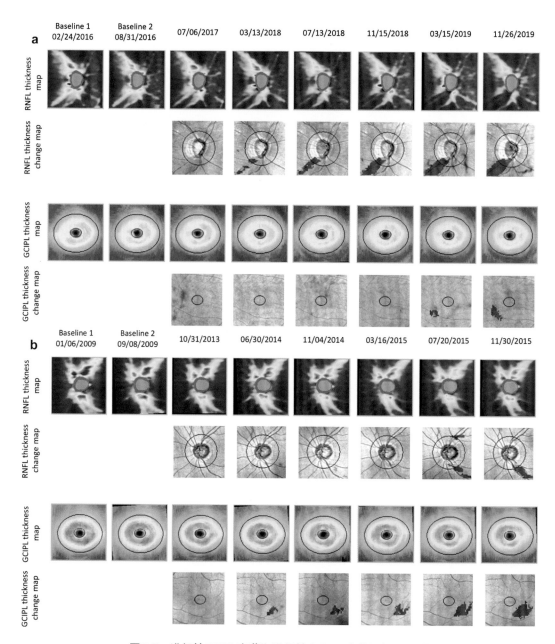

图7.5　进行性RNFL变薄和进行性GCIPL变薄可相互预测

两名原发性开角型青光眼患者的例子说明了整合视乳头旁RNFL厚度和黄斑GCIPL厚度对评估青光眼进展的重要性。在第一个例子中（一名59岁患者的右眼）（a），进行性视乳头旁RNFL变薄先于进行性黄斑GCIPL变薄。在第二个例子中（一名63岁患者的左眼）（b），进行性黄斑GCIPL变薄先于进行性视盘周围RNFL变薄。如果仅执行一种类型的变化分析，可能会漏诊青光眼的进展。

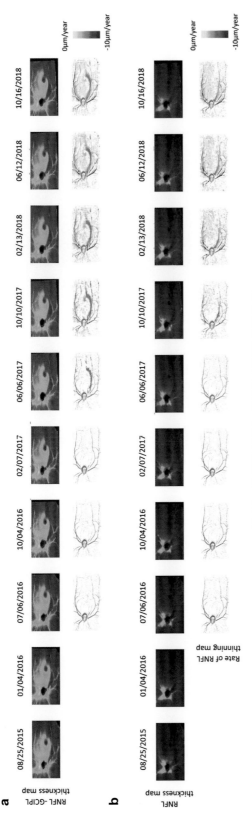

图7.6 进行性 RNFL-GCIPL 变薄的广角分析

一名58岁的原发性开角型青光眼患者的基于趋势的进展分析（trend-based progression analysis, TPA）显示出进行性 RNFL-GCIPL 变薄先于进行性 RNFL 变薄。在本例中，TPA 在 RNFL-GCIPL 厚度（a）或 RNFL 厚度（b）和时间之间执行广角（12 mm×9 mm）逐个超像素（128×64超像素）线性回归分析，控制错误发现率（false discovery rate, FDR）为5%（5%的 FDR 表明检测到有5%误报为正斜率）。2017年6月沿下方弓形束检测到进行性 RNFL-GCIPL 变薄，早于2017年10月才检测到进行性 RNFL 变薄。RNFL-GCIPL 变薄率和 RNFL 变薄率图分别表示 RNFL-GCIPL 厚度变化率和 RNFL 厚度变化率，红色强度增加表示变薄速度更快（标尺显示在右侧）。RNFL-GCIPL 和 RNFL 厚度由 Triton OCT（Topcon）使用覆盖黄斑和视头旁区域的广角扫描测量。

进行性盘沿变窄的评估

许多OCT仪器可以提供盘沿面积测量，由Spectralis OCT（Heidelberg Engineering）测量的Bruch膜开口–最小盘沿宽度（Bruch's membrane opening minimum rim width, BMO–MRW）是青光眼诊断评估中最广泛采用的盘沿参数。进展分析报告中可以生成全眼和局部的基于趋势的BMO–MRW分析（图7.7）。市售OCT仪器中经常报告其他视盘参数包括盘沿体积、视杯体积和杯盘比，但它们在青光眼进展临床评估中的作用尚不清楚。

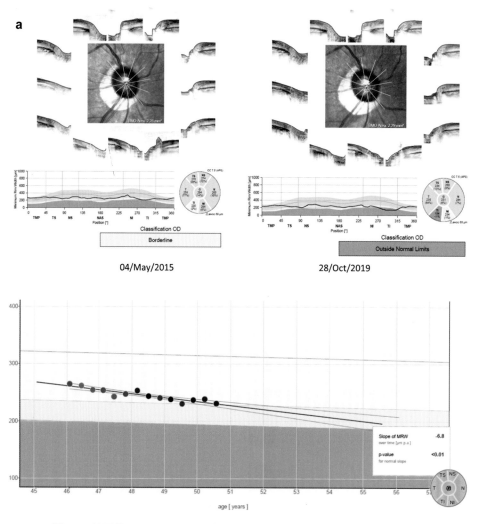

图7.7 使用从Spectralis OCT获得的BMO–MRW测量值监测青光眼进展

一名46岁的原发性开角型青光眼患者在2015年5月出现颞下方BMO–MRW（临界）异常，此后出现BMO–MRW进行性下降。全眼BMO–MRW从2015年5月的264 μm下降到2019年10月的231 μm，其BMO–MRW变化率为每年−6.8 μm（$P < 0.01$）（a）。颞下部分也可注意到RNFL厚度的相应下降（b）。在进展报告中，基线RNFL厚度分布与随访的RNFL厚度重叠；基线和随访检查之间的视乳头周围RNFL厚度分布的差异以红色显示（上部图和中部图）。在进展报告中显示了连续标准化的全眼和局部RNFL厚度。

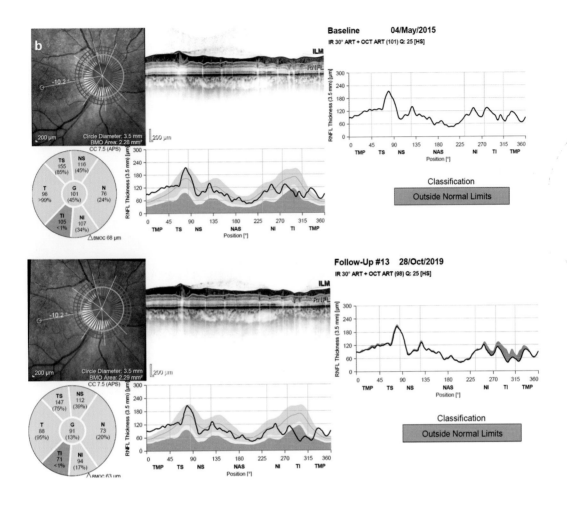

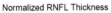

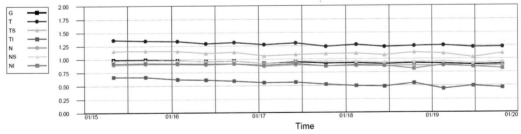

图7.7（续）

参考文献

[1] Weinreb RN, Leung CK, Crowston JG, Medeiros FA, Friedman DS, Wiggs JL, et al. Primary open-angle glaucoma. Nat Rev Dis Primers. 2016; 2: 16067.

[2] Sehi M, Zhang X, Greenfield DS, Chung Y, Wollstein G, Francis BA, et al. Advanced Imaging for

Glaucoma Study Group. Retinal nerve fiber layer atrophy is associated with visual field loss over time in glaucoma suspect and glaucomatous eyes. Am J Ophthalmol. 2013; 155: 73–82.

[3] Yu M, Lin C, Weinreb RN, Lai G, Chiu V, Leung CK, et al. Risk of visual field progression in glaucoma patients with progressive retinal nerve fiber layer thinning: a 5-year prospective study. Ophthalmology. 2016; 123: 1201–10.

[4] Lin C, Mak H, Yu M, Leung CK. Trend-based progression analysis for examination of the topography of rates of retinal nerve fiber layer thinning in glaucoma. JAMA Ophthalmol. 2017; 135: 189–95.

[5] Shin JW, Sung KR, Lee GC, Durbin MK, Cheng D. Ganglion cell-inner plexiform layer change detected by optical coherence tomography indicates progression in advanced glaucoma. Ophthalmology. 2017; 124: 1466–74.

[6] Lavinsky F, Wu M, Schuman JS, Lucy KA, Liu M, Song Y, et al. Can macula and optic nerve head parameters detect glaucoma progression in eyes with advanced circumpapillary retinal nerve fiber layer damage? Ophthalmology. 2018; 125: 1907–12.

[7] Hou HW, Lin C, Leung CK. Integrating macular ganglion cell inner plexiform layer and parapapillary retinal nerve Fiber layer measurements to detect glaucoma progression. Ophthalmology. 2018; 125: 822–31.

第8章
青光眼中的红绿病变

Red and Green Disease in Glaucoma

Elli A. Park, Donald L. Budenz, Richard K. Lee, and Teresa C. Chen

谱域相干光层析成像术（SD-OCT）是诊断和评估青光眼的关键工具。在OCT打印输出中，将视网膜神经纤维层（RNFL）、黄斑和视神经的测量值与年龄匹配正常值的标准数据库进行比较，然后进行颜色编码。编码为绿色（"在正常范围内"）表明患者是正常的，其神经组织的测量值与年龄匹配的正常人相似。编码为黄色（"临界"）是一个警告，表明患者的数值可能比正常值略薄。编码为红色（"超出正常范围"）提示患者患有青光眼并且神经组织非常薄。

本章将重点介绍颜色编码具有误导性的两个特定场景。第一种情况是"绿色病变"，发生在患有已知青光眼的患者的OCT输出报告上出现绿色编码。因此，"绿色病变"是一种假阴性诊断。第二种情况是"红色病变"，在没有青光眼的患者的OCT输出报告上出现红色编码。"红色病变"是青光眼的假阳性诊断[1,2]。

由常见的OCT伪影引起的"红色病变"和"绿色病变"

"红色病变"和"绿色病变"可能是由于在图像采集或在视乳头周围神经纤维层厚度扫描的分层过程中产生的伪影造成的（图8.1～图8.16）[3]。这些伪影可能会导致测量不准确（图8.17～图8.20）。视神经和黄斑OCT的打印输出也可能有伪影。对于盘沿的神经视网膜测量，分层伪影可能是由于对视盘边界（图8.21）或视杯表面（图8.22）的错误识别造成的。其他OCT伪影是由眨眼（图8.23）或偏心（图8.24）引起的。

由与青光眼无关的眼部疾病引起的"红色病变"和"绿色病变"

当平均RNFL厚度仍处于年龄匹配对照的正常范围内，但较该患者的基线下降时，"绿色病变"可能与早期青光眼有关（图8.25～图8.28），但"绿色病变"也可能是由于

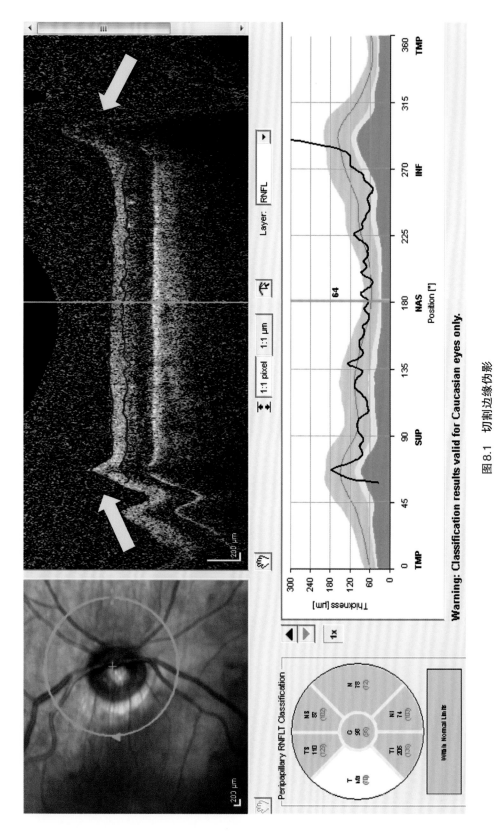

Warning: Classification results valid for Caucasian eyes only.

图 8.1 切割边缘伪影

这是一名患者右眼的 Spectralis RNFL 扫描。通常，机器会在矩形显示框的整个长度上用红线划分 RNFL 层的前、后边界。然而，在这次扫描中，RNFL 厚度扫描的末端或边缘被切割断并且不清晰可见。这阻碍了视乳头颞侧见。这阻碍了视乳头颞侧区域（黄色箭头）的 RNFL 边界的划分，因此红线没有延伸到显示框的两端（转载自 Liu 等[3]，经 Elsevier 许可）。

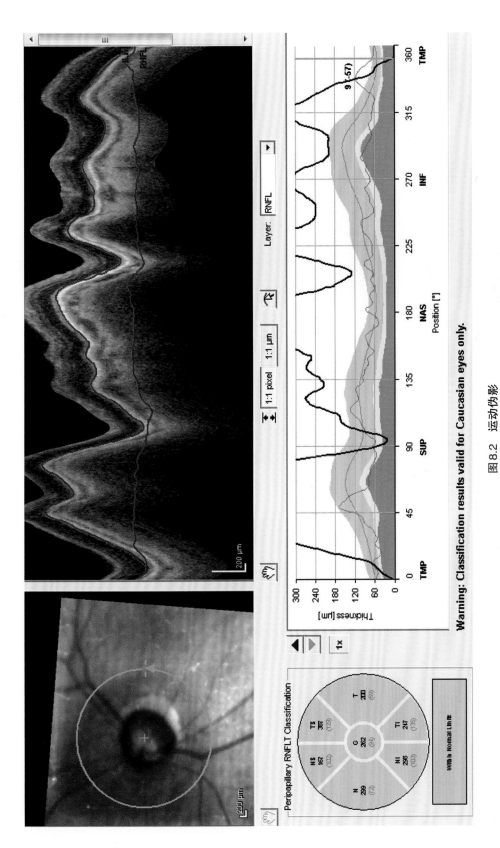

图 8.2　运动伪影

这是一名患者左眼的 Spectralis RNFL 扫描。当患者运动幅度过大时，在矩形框显示框中无法完全看到 RNFL 扫描。在这个例子中，过度的运动阻止了 RNFL 前、后边界的准确分割，红色分割线反而描绘了视网膜色素上皮以及一些不存在的脉络膜下层（转载自 Liu 等[3]，经 Elsevier 许可）。

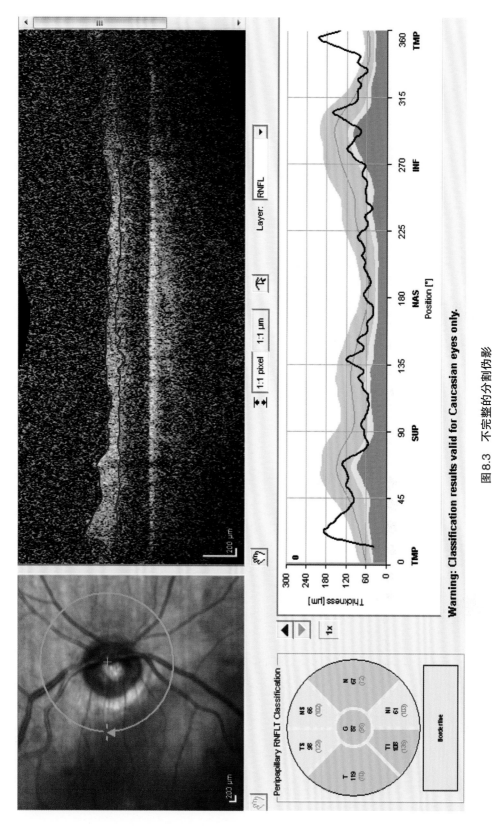

图8.3 不完整的分割伪影

这是一名患者右眼的Spectralis RNFL扫描。通常，机器会在矩形显示框的整个长度上用红线划分RNFL层的前后边界。当发生不完整分割时，则无法完全沿整个矩形显示框的长度描绘RNFL边界，如图所示（转载自Liu等[3]，经Elsevier许可）。

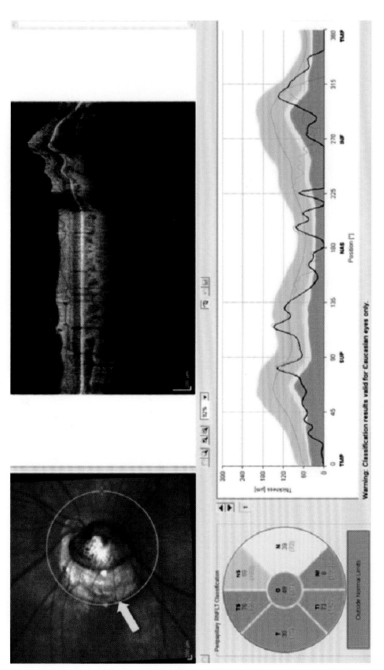

图8.4　视盘旁萎缩弧相关的伪影

这是一名患者右眼的Spectralis RNFL扫描。视盘旁萎缩弧（PPA）是指视盘旁萎缩的区域，这可能包括视乳头周围视网膜色素上皮的破坏。尽管标准的环形视乳头圆形扫描位于PPA区域之外，但较大的PPA的大部分区域内的圆形扫描会与扫描重叠并导致RNFL厚度测量不准确。黄色箭头指向的是绿色圆形扫描中视盘颞侧PPA。观察右上角的矩形显示框，PPA会导致分割线没有描绘RNFL的前、后边界，而是位于视网膜色素上皮附近，这会导致不正确的RNFL厚度测量（测量值为0μm）。

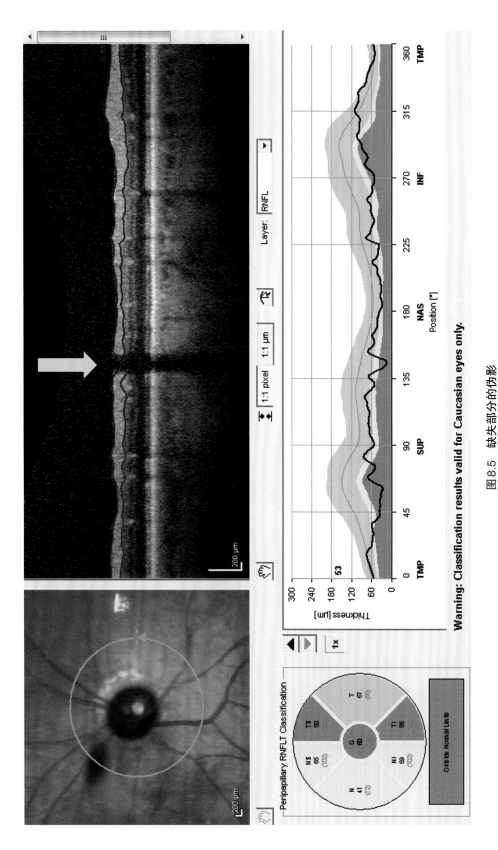

图 8.5　缺失部分的伪影

这是一名患者左眼的 Spectralis RNFL 扫描。在一个扫描区域里缺少一部分视网膜（黄色箭头）。这是由于在视盘的鼻上方有一深灰色椭圆形的玻璃体混浊阻断了 OCT 光束扫描其下方的视网膜（转载自 Liu 等[3]，经 Elsevier 许可）。

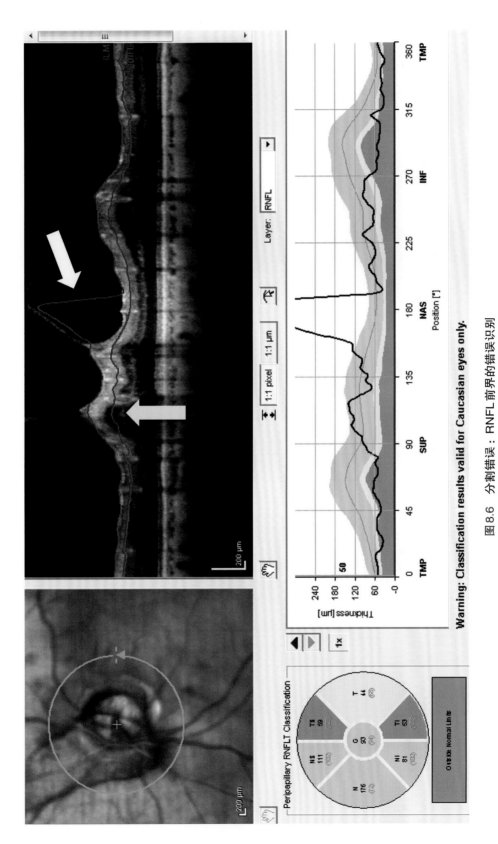

图 8.6 分割错误：RNFL 前界的错误识别

这是一名患者左眼的 Spectralis RNFL 扫描。白色箭头指向 RNFL 前界的分割错误，其中分割算法将玻璃体后脱离的边界误认为 RNFL 的前界。这种分割错误导致鼻侧区域出现 RNFL 变厚的伪影。图示中还有一个 RNFL 后界的分割错误（黄色箭头）（转载自 Liu 等[1]，经 Elsevier 许可）。

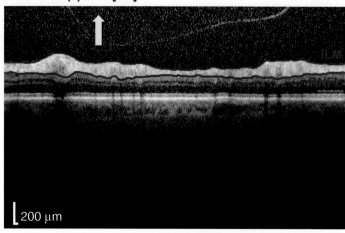

图8.7 信号不佳

SD-OCT机器为每次扫描自动生成一个质量分数或信号强度数值。对于Spectralis SD-OCT，质量分数范围为0～40，制造商定义良好信号为分数大于15。在此扫描中，质量分数或信号强度为9（黄色箭头）。对于Cirrus HD-OCT，信号强度范围为0～10，良好的信号强度为6以上。对于RTVue SD-OCT，信号强度范围为0～100，良好的信号强度为30以上。导致信号强度差的因素包括干眼或介质混浊，如白内障[9,10]（转载自Liu等[3]，经Elsevier许可）。

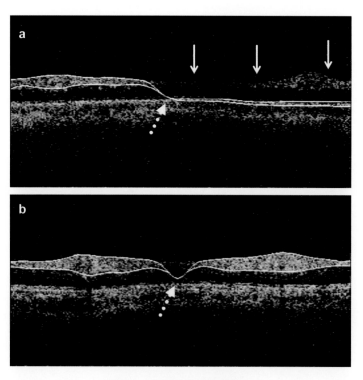

图8.8 干眼导致信号强度低

干眼是信号强度低的常见原因。这是一个Stratus OCT3时域OCT机器的RNFL厚度扫描。a. 上图显示扫描质量较差，这导致机器将视网膜色素上皮错误地分割为RNFL（实线箭头）。a、b. 白色虚线箭头指向的区域显示水平白色实线所分割RNFL的边界错误地重合，导致RNFL厚度为0 μm（转载自Stein等[10]，经美国眼科学会许可）。

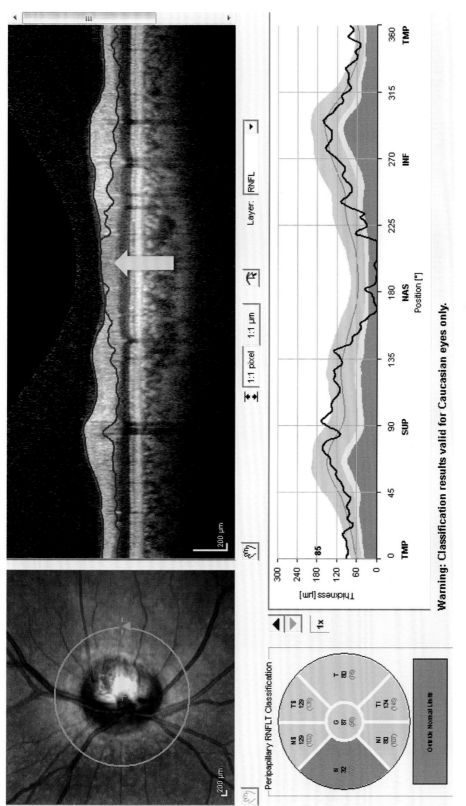

Warning: Classification results valid for Caucasian eyes only.

图8.9 分割错误：RNFL后界的错误识别

这是一名患者左眼 Spectralis RNFL扫描。该机器以两条红线描绘 RNFL的前、后界（右上图）。然而，在这个例子中，分割算法错误地将 RNFL后界描绘为 RNFL前界，因此鼻侧区域的 RNFL厚度被被错误地定为0 μm。RNFL的后界实际上就在黄色箭头下方红线的上方而非下方红线的水平。在青光眼中准确分割 RNFL后界更具挑战性，因为青光眼会导致 RNFL反射丧失，这使得下面低反射的丛状层区分开来（转载自 Liu等[11]，经 Elsevier许可）。

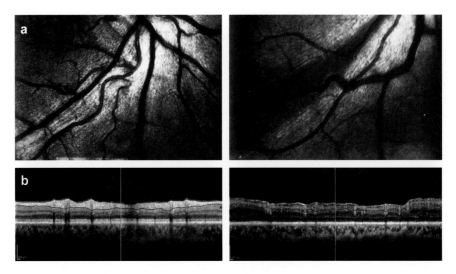

图8.10　RNFL变薄和反射丧失

青光眼会导致RNFL反射下降，上方两张RNFL的无赤光照片描述了这一概念。a. 左上角的图片展示了健康正常的RNFL，它具有高反射性，并且在无赤光的照片中具有凹凸不平的轮廓。相比之下，右上方的图片说明了青光眼的弓形缺损，这里的青光眼RNFL在外观上更暗、更光滑，并且反射更低。下面两张图片是来自正常眼睛和晚期青光眼眼睛的Spectralis SD-OCT扫描。b. 左下角的Spectralis SD-OCT扫描是一个健康正常的患者，其RNFL位于红色线之间，呈白色及高反射性，易于与下面的丛状层和核层区分，后者反射性较低且颜色较灰。b. 右下角的Spectralis SD-OCT扫描来自一晚期开角型青光眼患者，其杯盘比为0.9。可见细薄的银白色RNFL反射性较低，以致很难与下面的丛状层和核层区分开来。这导致机器不准确地将下面的丛状层和核层合并到RNFL厚度中，下方红线远低于RNFL后界。这导致了RNFL厚度测量增厚的伪影（转载自Stein等[10]，经美国眼科学会许可）。

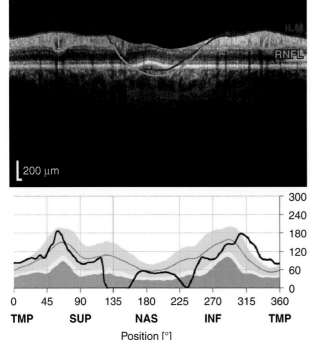

图8.11　RNFL的"地板效应"

即使在晚期青光眼疾病中，SD-OCT的RNFL厚度测量值也不应低于约50 μm，因为RNFL的OCT测量值包括一些非神经元组织，如神经胶质细胞和血管[12]。因此，0 μm的RNFL厚度测量肯定是不正确的，可被视为OCT测试伪影。在这个Spectralis SD-OCT扫描示例中，两个区域中RNFL厚度测量为0 μm是不正确的，这是由于分割错误造成的，用以界定RNFL边界的红线和蓝线错误地分割了错误的结构。非神经元组织的残余"地板"值因不同OCT机器而异（Spectralis 49.2 μm、Cirrus 57.0 μm、RTVue 64.7 μm）[13]。

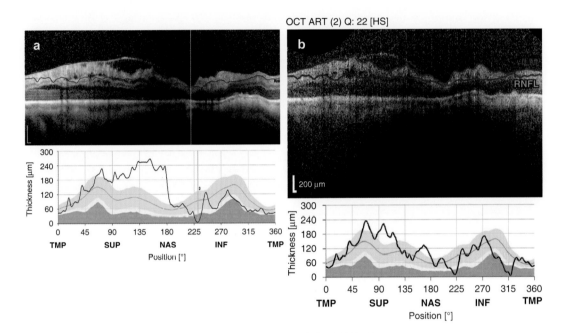

图8.12 玻璃体后脱离相关的伪影

在上述两个Spectralis SD-OCT扫描中可以看到玻璃体后脱离（PVD），并且可能与伪影导致的测量值厚薄相关。在某些情况下，PVD不会影响RNFL厚度测量的准确性。a. 在左上方的OCT扫描中，PVD导致了分割错误使得鼻上方RNFL测量因伪影而增厚。机器错误地将PVD解读为RNFL的前界（上方红线）。b. 在右上方的OCT扫描中，PVD没有导致RNFL前界的分割错误，反而仅导致RNFL后界（下方红线）的分割不准确，这导致了一些区域的RNFL测量因伪影而变薄，其中鼻下方的RNFL厚度值几乎为0 μm。

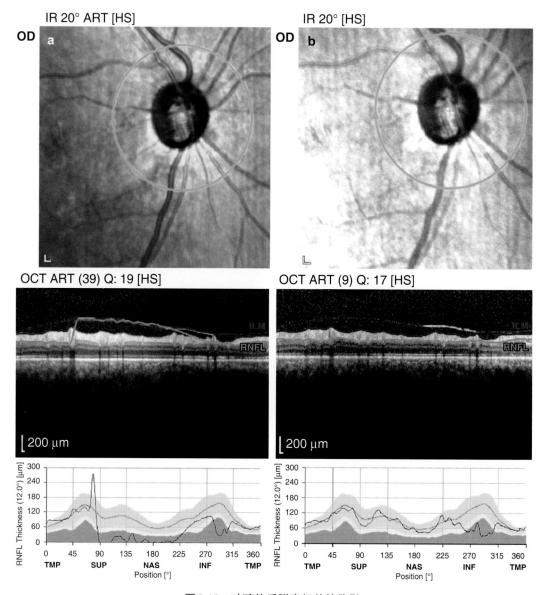

图8.13 玻璃体后脱离相关的伪影

在OCT扫描中经常可以看到玻璃体后脱离（PVD）。a. 在左上方的Spectralis SD-OCT扫描图片中，计算机算法将PVD误认为是RNFL的前界和后界，导致鼻部区域的测量因伪影而变薄。b. 在随后的扫描中，尽管存在PVD，计算机算法仍成功分割RNFL的边界，厚度测量值恢复正确。

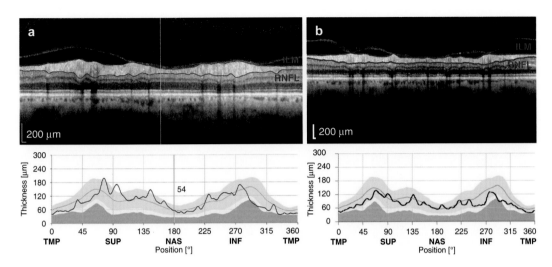

图8.14 OCT扫描中玻璃体后脱离的示例

玻璃体后脱离（PVD）可能导致RNFL厚度测量因伪影而变厚、变薄，或准确不受影响。在两张Spectralis SD-OCT图像（a、b）中，PVD可见为悬浮在视网膜处以及上方的白线，但PVD不影响RNFL厚度测量的准确性。

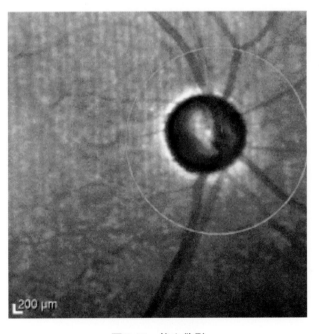

图8.15 偏心伪影

在Spectralis SD-OCT扫描中，绿色的视乳头周围RNFL扫描圈应精确地居中于视神经乳头。偏心会导致RNFL厚度测量不准确，因为RNFL通常离视乳头越远越薄[14]。在此示例中，扫描向鼻侧偏移，鼻侧的RNFL厚度值将比正确居中扫描测量的值"更薄"（转载自Liu等[3]，经Elsevier许可）。

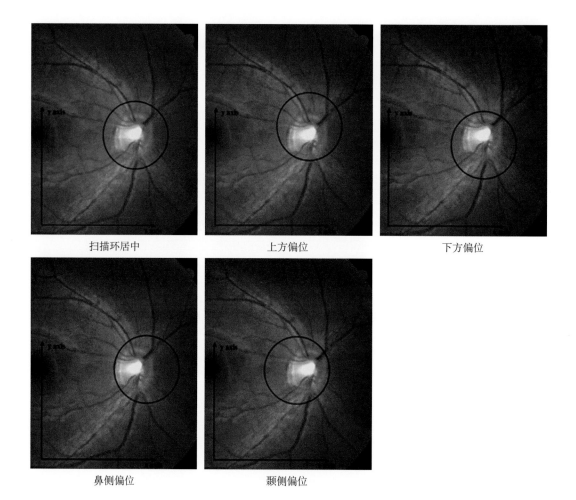

扫描环居中　　　　　　　　　　上方偏位　　　　　　　　　　下方偏位

鼻侧偏位　　　　　　　　　　颞侧偏位

图8.16　偏心伪影

这些Stratus OCT扫描说明了视乳头周围RNFL厚度扫描如何在上方、下方、鼻侧和颞侧4个方向中的任何1个方向偏移。与此示例不同的是，一些SD-OCT机器不需要操作员手动将RNFL扫描的圆形置中，而是使用机器软件自动确定视神经乳头的中心（转载自Vizzeri等[14]，经Wolters Kluwer Health, Inc.许可）。

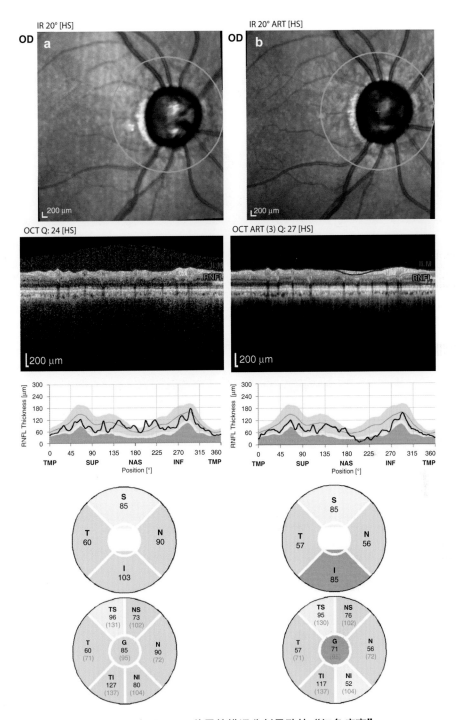

图8.17　由于RNFL前界的错误分割导致的"红色病变"

"红色病变"是指临床上正常的患者出现假阳性的青光眼OCT诊断。这是来自同一位可疑青光眼患者的两次Spectralis SD-OCT扫描。a. 在左侧的第一组图像中，RNFL的边界分割正确，所得的RNFL厚度测量结果处于临界或正常范围内。b. 在右侧的第二组图像中，同一患者1年后似乎有下方进行性RNFL变薄，RNFL饼图显示下方异常RNFL变薄的红色区域。然而，仔细检查B扫描发现患者实际上是稳定的，而是由于RNFL前界（红线）的错误分割而导致下方RNFL因伪影"变薄"。

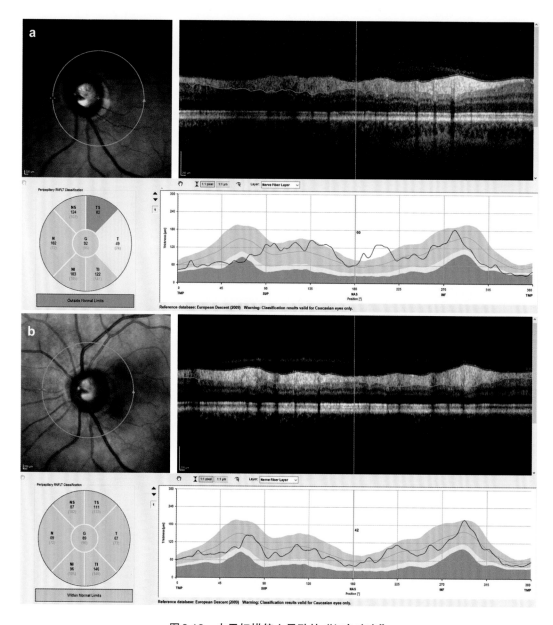

图8.18 由于扫描偏心导致的"红色病变"

"红色病变"是指临床上正常的患者出现假阳性的青光眼OCT诊断。这是同一患者在同一天的两次左眼Spectralis SD-OCT扫描。a. 左侧的初始扫描可见颞上方RNFL变薄的"红色"区域，表明患者患有青光眼。然而，仔细观察左上角的图片会发现绿色扫描圆圈向颞侧偏移。由于RNFL通常离视神经越远越薄，扫描圆圈向颞侧偏移会产生颞侧象限低值的伪影[14]。b. 重复扫描使扫描圆圈置中后得出颞上方的RNFL值正常，OCT扫描符合左眼正常的临床情况及视野检查。

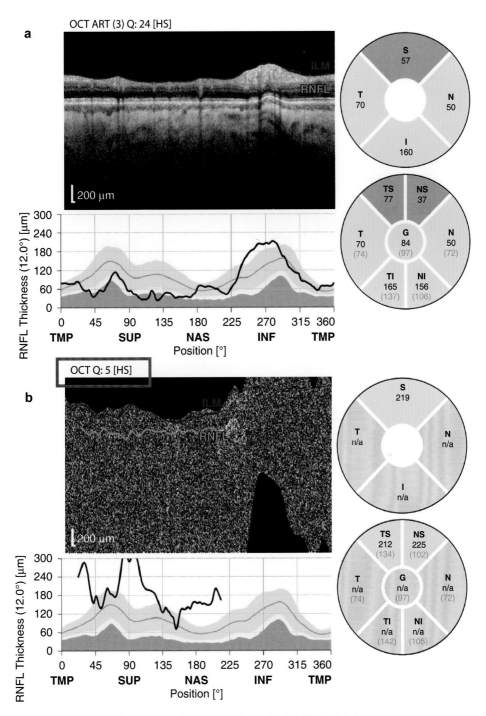

图8.19 由于信号强度差导致的"绿色病变"

"绿色病变"是当患者临床上患有青光眼而OCT诊断为正常的假阴性诊断。这是同一位青光眼患者在不同时间点的两次Spectralis SD-OCT扫描。a. 在左侧的扫描中，Spectralis SD-OCT扫描显示上方RNFL变薄。b. 1年后，右侧的扫描显示扫描质量较差，信号强度为5（红框标示Q=5；Spectralis信号强度范围：0～40）。低质量的扫描使机器无法区分RNFL边界，以致机器似乎将整个视网膜视为RNFL，伪影导致"RNFL"厚度值偏大，上方象限和扇形节段错误编码为绿色。

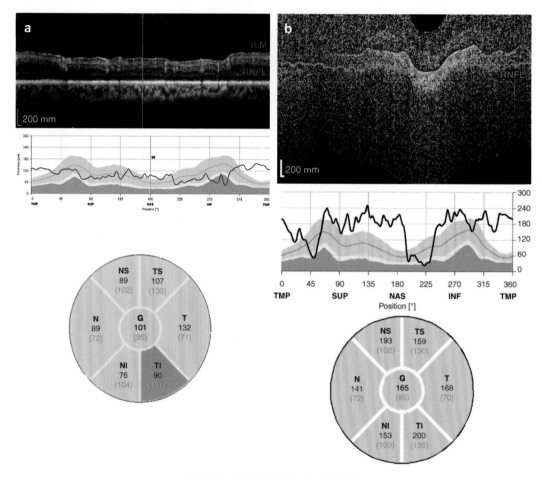

图 8.20 "绿色病变"的"进展"

"绿色病变"是当患者临床上患有青光眼而OCT诊断为正常的假阴性诊断。像任何其他疾病一样，"绿色病变"也可能恶化。a. 左侧的Spectralis SD-OCT扫描来自一名晚期开角型青光眼患者。RNFL是视网膜顶部薄薄的银白色组织，RNFL后界的不正确分割产生RNFL变厚的伪影，而患者本应有360°弥漫性RNFL变薄和360°的红色编码。b. 3年后同一患者的扫描，因扫描质量差，机器无法自动分割RNFL边界，并错误地将整个视网膜分割为"RNFL"边界。这伪影导致RNFL 360°增厚，本应为360°红色编码却全编码成绿色。该患者的RNFL厚度图中可见锯齿状黑线达到接近240 μm的水平，远高于年龄匹配的正常人所预期的绿色范围。

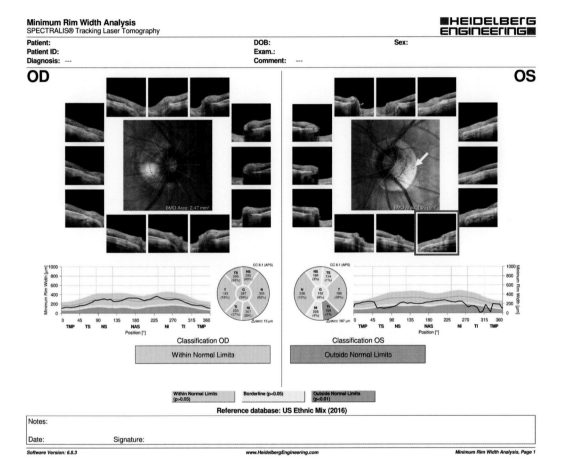

图8.21 BMO的错误识别

这是一例Spectralis视神经扫描，它确定了Bruch膜开口–最小盘沿宽度（BMO-MRW）或神经视网膜盘沿厚度。BMO-MRW来自以视神经乳头为中心的24条放射线状扫描。在每只眼睛的12个代表性B扫描的每一个之中，绿色箭头标记从BMO到ILM（红线）上最近点的距离。绿色箭头代表神经视网膜盘沿厚度。在每只眼睛的中间图片里，红色虚线圆圈标记BMO或解剖学上的盘沿。在本例中，左眼的盘沿外有一个杂散的红点（白色箭头）。它距离视乳头太远以至于相应的B扫描（红色方块）中没有箭头。患者的视乳头极度倾斜，这使得机器难以找到正确的视盘边缘。

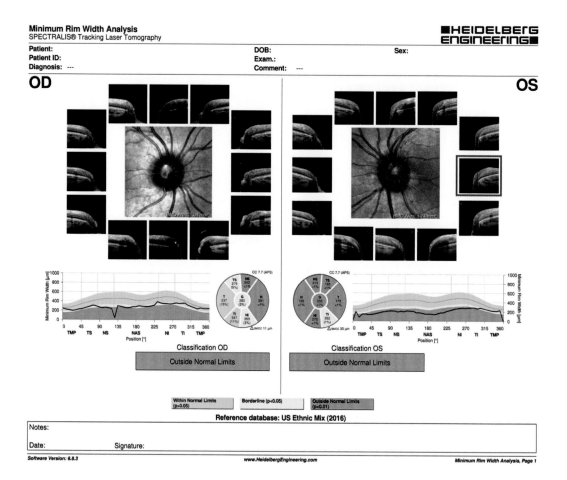

图8.22 ILM的错误识别

这是一例Spectralis视神经扫描，它确定了Bruch膜开口–最小盘沿宽度（BMO–MRW）或神经视网膜盘沿厚度。BMO–MRW来自以视神经乳头为中心的24条放射线状扫描。在每只眼睛的12个代表性B扫描的每一个之中，视杯表面或内界膜（ILM）通常被描绘为将玻璃体从视杯表面和视网膜分开的红色实线。然而在本例中，算法在左眼的一次扫描（红色框）中未能正确识别ILM或视杯表面，部分红线反而标记于视网膜色素上皮。

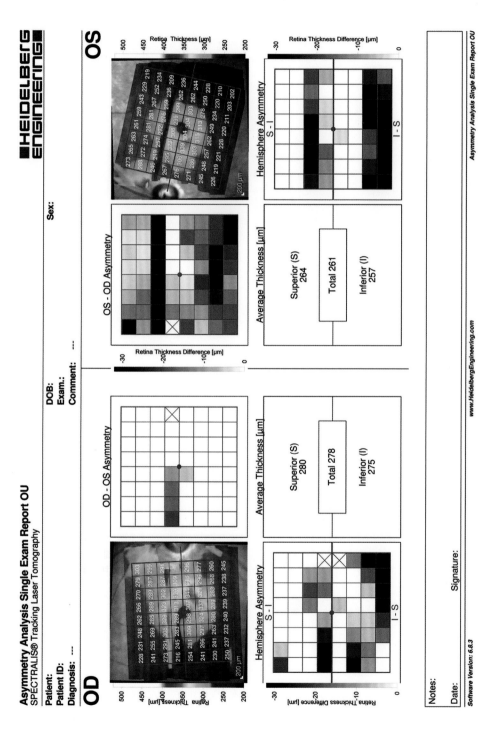

图8.23　眨眼的伪影

这是来自 Spectralis Glaucoma Module Premium Edition（GMPE）软件的黄斑后极不对称分析（PPAA）扫描示例。通常扫描会在视网膜厚度 "热" 图上显示周围颜色逐渐变化的中央环形图案。然而当患者眨眼或突然移动时，机器此时无法收集准确的信息。这导致在黄斑上方出现颜色突然变化的水平矩形区域（右眼）和深紫色水平矩形区域（左眼）。如果技术人员检测到这种伪影，他们应该考虑在重复扫描之前使用人工泪液以尽量减少眨眼。

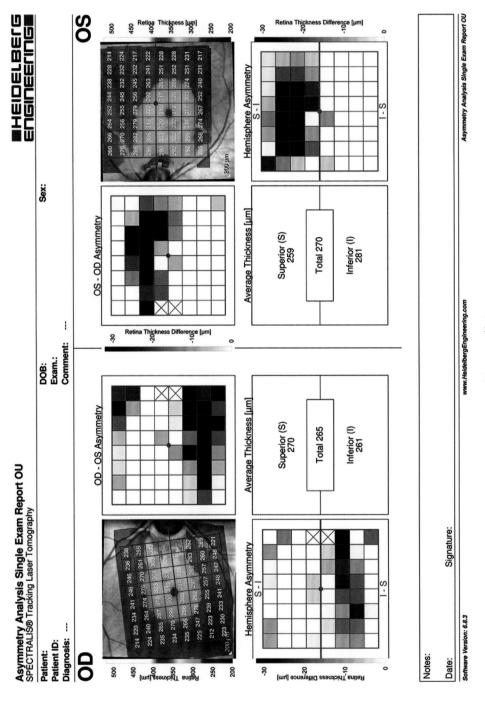

图8.24 偏心

这是来自Spectralis Glaucoma Module Premium Edition（GMPE）软件的黄斑后极不对称分析（PPAA）扫描示例。通常网格应在中央凹精确地居中并倾斜，使水平网格线平行于中央凹-视盘（FoDi）轴。在这个例子中，左眼的网格向颞上方偏移地在中央凹居中。由于视网膜厚度通常随着远离中央凹向各个方向先增加然后减少，因此偏心会在同一只眼睛内（半球不对称）和同一只眼睛之间（双眼不对称）的不对称性图表中产生误导性结果。如本例中的左眼；如果偏心会在眼睛内产生误导性结果。

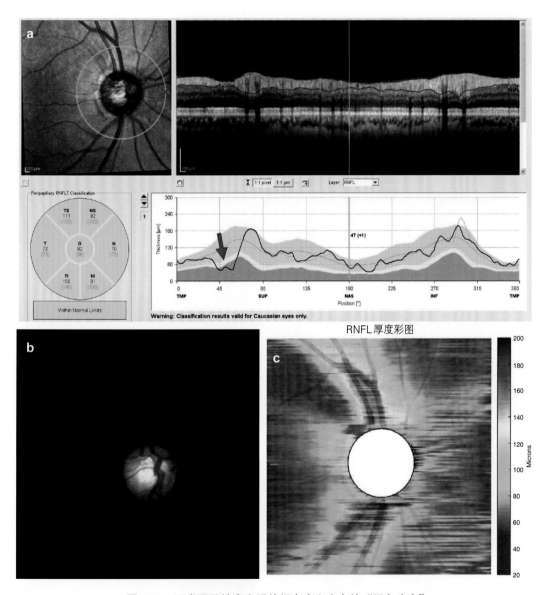

RNFL厚度彩图

图8.25 正常眼压性青光眼伴视盘出血患者的"绿色病变"

"绿色病变"是当患者临床上患有青光眼而OCT诊断为正常的假阴性诊断。这是"绿色病变"的一个例子,其中Spectralis OCT机器的颜色编码全是绿色并将患者诊断为正常。a. 然而对RNFL厚度图的仔细检查显示了颞上方(红色箭头)局部区域变薄。但由于这个局部变薄的区域很小,该扇形节段中的平均RNFL厚度值仍为绿色,或在年龄匹配的正常人群的预期值内。b. 视盘照片显示颞上方浅层出血。c. RNFL厚度热图描绘了一个典型的颞上方弓形缺损。d. Humphrey视野检查显示典型的下方旁中心暗点,这与颞上方RNFL变薄和视盘出血一致。总而言之,该患者具有正常眼压性青光眼的典型体征,但OCT机器将患者诊断为正常或"绿色"。

d

Single Field Analysis   Eye: Right

Name: DOB:
ID:

Central 24-2 Threshold Test

Fixation Monitor: Gaze/Blind Spot   Stimulus: III, White   Pupil Diameter: 5.4 mm   Date:
Fixation Target: Central   Background: 31.5 ASB   Visual Acuity: 20/20   Time:
Fixation Losses: 0/15   Strategy: SITA-Standard   RX: +2.50 DS   DC X   Age: 53
False POS Errors: 9%
False NEG Errors: 0%
Test Duration: 05:29

Fovea: OFF

```
                28  28   29  29
            28  31  30  31  31  31
        32  30  33  32  34  32  30  31
    30  30  32  34  33  34  34   5   31
30                                      30
    28  33  32  29  32  32  33   8   30
        29  31  28  (0  (0  29  32  31
            30  30  30  28  31  30
                30  30  30  31
```

```
     1   1   2   2              -2  -2  -1   0
  -1   1   0   1   2   3     -3  -1  -2  -1   0   0
  3   0   2   1   3   1   0   2     -1  -2   0  -1  -2  -1  -2   0
  3   0   0   2   1   1   2   1    0  -2  -2  -1  -2  -1   0     -1
  1   3  -1  -3  -1  -1   1   0   -1  -1  -3  -6  -3  -3  -2     -2
     0   0  -4 -34 -34 -3   1   1     -2  -2  -7 -37 -37 -5  -2  -1
        0   0  -1  -3   0   0           -2  -3  -3  -5  -2  -2
            1   0   0   1                  -1  -2  -2   0
```

GHT
Outside normal limits

VFI   94%

MD   −1.60 dB
PSD   8.63 dB P < 0.5%

Total Deviation   Pattern Deviation

```
:: < 5%
⬚ < 2%
▨ < 1%
■ < 0.5%
```

MASSACHUSETTS EYE AND EAR
GLAUCOMA SERVICE
243 Charles Street
BOSTON, MA 02114

图 8.25（续）

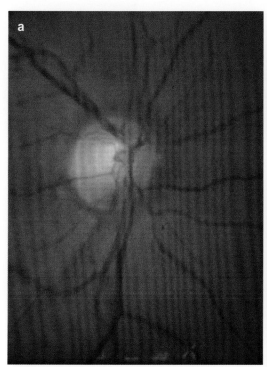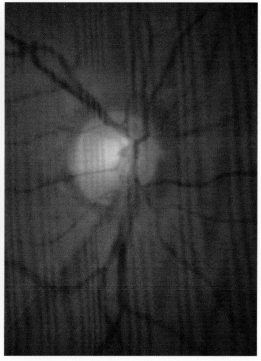

图 8.26　既往有高眼压症病史的患者的"绿色病变"

一名54岁女性既往有高眼压症病史，使用眼药水治疗。右眼的彩色照片（a）显示了一个狭窄的颞下方神经纤维层缺损。白-白（white-on-white）和短波长自动视野正常。时域OCT（b）是正常的，所有参数都为绿色，尽管平均RNFL厚度有10 μm的差异，这是青光眼的早期迹象[15]。后来进行的谱域OCT检查（c）见RNFL和视神经参数保持绿色，变薄的RNFL缺损显示于RNFL厚度偏差图上。此外，TSNIT图显示右眼比左眼颞下方局部变薄。象限和钟点图之所以显示"正常"是因为这个非常狭窄的缺损跨越了6点钟和7点钟的钟点位置，故不会导致任一钟点的异常值。这个病例展示了评估整个扫描的重要性，而不仅仅是绿色/黄色/红色的"饼图"。

b

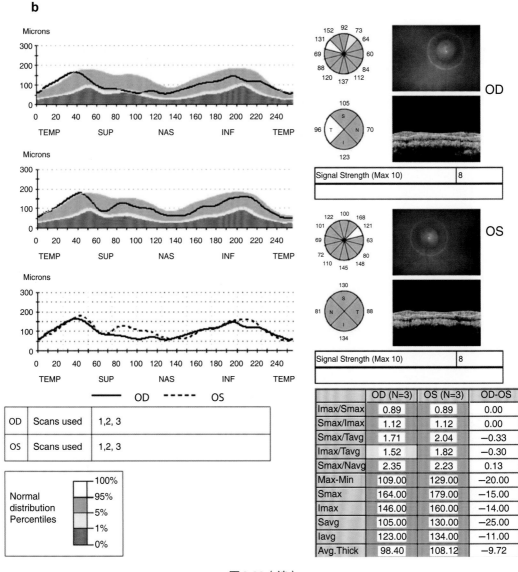

	OD (N=3)	OS (N=3)	OD-OS
Imax/Smax	0.89	0.89	0.00
Smax/Imax	1.12	1.12	0.00
Smax/Tavg	1.71	2.04	−0.33
Imax/Tavg	1.52	1.82	−0.30
Smax/Navg	2.35	2.23	0.13
Max-Min	109.00	129.00	−20.00
Smax	164.00	179.00	−15.00
Imax	146.00	160.00	−14.00
Savg	105.00	130.00	−25.00
Iavg	123.00	134.00	−11.00
Avg.Thick	98.40	108.12	−9.72

图8.26（续）

c

RNFL Thickness Analysis: Optic Disc Cube 200x200   OD ● | ● OS

RNFL Thickness Map

Average Thickness: 85 / 91

Quadrants:
- OD: 103 / 73 (S,T,N,I) / 83 / 101
- OS: 113 / 57 / 70 / 126

Clock Hours:
- OD: 113, 77, 99, 96, 74, 54, 57, 68, 58, 95, 114, 97
- OS: 95, 80, 163, 77, 92, 50, 47, 50, 69, 92, 140, 145

RNFL Thickness Deviation

μm — OD ······· OS

Distribution of Normats: 95% / 5% / 1%

Offset (-0.15; 0.12) mm   TEMP SUP NAS NF TEMP   Symmetry: 90%   Offset (0.03; 0.09) mm

RNFL TSNIT Normative Data

Extracted RNFL Tomogram

Comments | Doctor's Signature

SVV Ver: 4.5. 111
Copyright 2009
Carl Zeiss Meditec, Inc
All Rights Reserved
Page 1 of 1

图 8.26（续）

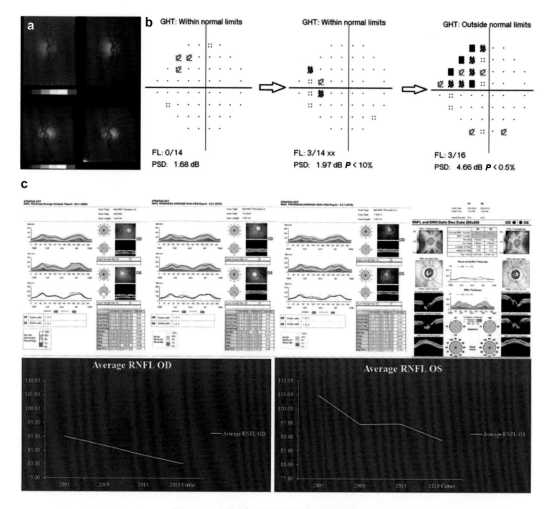

图8.27　可疑青光眼患者的"绿色病变"

右眼（上）和左眼（下）的立体照片（a）显示了一个具有眼压临界升高的患者可疑视杯增大。基线 Humphrey 视野检查显示模式偏差图上存在可能的早期缺损，随后的视野检查显示敏感度进行性丢失及特征性的鼻侧阶梯（b）。一系列 Stratus 时域 OCT 和一次 Cirrus OCT 表明 RNFL 进行性变薄，右眼比左眼更严重（c）。值得注意的是，Cirrus OCT 在 RNFL 厚度图中表现出不对称的蝴蝶图案，右眼的蝴蝶图案与左眼相比显示较少的红色且更薄。在引导进展分析（guided progression analysis）中（d），RNFL 厚度变化图确认右眼进展并与功能性视野损失相关。具体来说，第3次检查中的黄色像素在第4次检查中变为红色，表明下方 RNFL 进行性变薄。在这个例子中，临床医师基于视杯增大和眼压临界升高怀疑青光眼，但最初的 OCT 扫描并不支持此诊断。事实上，这里显示的4次 OCT 检查的颜色编码都是绿色。然而，视野和 OCT 检查的进行性改变最终证实了青光眼的诊断。这种现象被称为"绿色病变的进展"，并说明了千万不能仅仅关注 RNFL 象限和钟点图的颜色编码（转载自 Sayed 等[2]，经 Wolters Kulwer Health, Inc. 许可）。

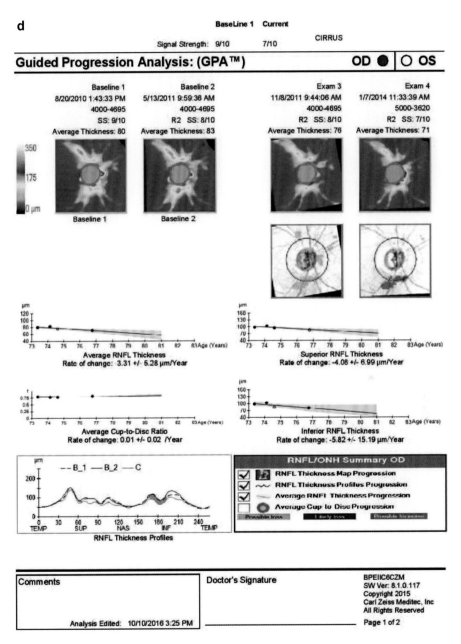

图8.27（续）

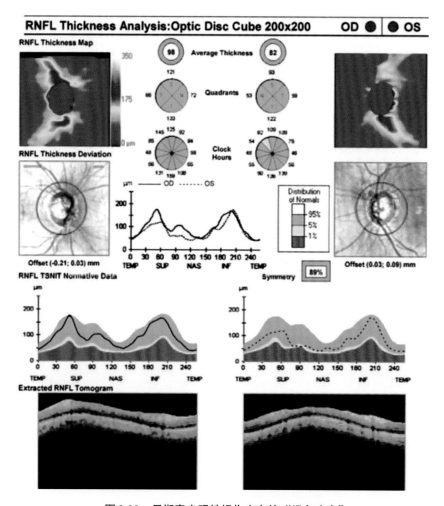

图8.28 早期青光眼性损伤患者的"绿色病变"

在这个谱域OCT的打印输出中，双眼的RNFL值均编码为绿色，表明这些值相对于该年龄来说是正常的。然而仔细观察会发现眼睛之间的不对称性，左眼的平均RNFL值比右眼低（左眼82 μm，右眼98 μm），左眼RNFL厚度图上的蝴蝶图案减小，视乳头周围TSNIT RNFL厚度分布图上显示左眼鼻上方比右眼薄。这个例子表明在OCT扫描为绿色的背景下，双眼间RNFL厚度不对称可能是青光眼疾病的重要早期指标[15]（转载自Sayed等[2]，经Wolters Kulwer Health, Inc.许可）。

上皮性的视网膜前膜或视盘肿胀引起 RNFL 增厚的伪影[2]。反之，"红色病变"可能与近视（图 8.29 和图 8.30）[2, 4-7]、信号强度低或信号受阻（图 8.31）、脉络膜视网膜瘢痕（图 8.32）、视网膜色素变性（图 8.33）、视盘旁萎缩弧[6]、倾斜或小视盘[4-6]有关。

SD-OCT 仪器差异引起的"红色病变"和"绿色病变"

当使用不同的 OCT 机器扫描同一位患者时，可能会导致错误的 OCT 判读。首先，不同的机器拥有不同的标准数据库（表 8.1），因此不同机器对同一名患者的颜色编码可能不同。其次，机器之间的测量值不可互换，有研究表明同一天在 4 台不同机器上扫描同一批健康受试者可以得出不同的平均 RNFL 厚度值［Stratus（110.1 ± 12.8）μm，Cirrus（8.7 ± 10.9）μm，Spectralis（106.6 ± 12.8）μm，RTVue（112.8 ± 13.2）μm］[8]。第三，不同的仪器有不同的信号强度范围（表 8.2）。因此，医师不能总是将机器之间测量值的变化归因于青光眼疾病的变化（图 8.34）。

表 8.1　不同的谱域 OCT 仪器的标准数据库特征

型号	Carl Zeiss Meditec	Topcon Medical Systems	Heidelberg Engineering*	Optovue
个体数量	282	182	201	480
年龄（岁）	19 ～ 84	19 ～ 84	18 ～ 78	18 ～ 84
性别（男 / 女）	133 男 149 女	视盘： 54 男 /92 女 黄斑： 112 女 /61 男	111 男 90 女	不适用
种族	43% 高加索人 24% 亚洲人 18% 非裔美国人 12% 西班牙裔 1% 印度人 6% 混合种族	64% 高加索人 21% 非裔美国人 15% 西班牙裔	高加索人	33% 高加索人 22% 亚洲人 20% 非裔美国人 12% 西班牙裔 12% 印度人 1% 其他
评估的解剖结构	pRNFL 厚度 视神经参数 GCL+IPL 厚度 黄斑厚度	视盘 黄斑	RNFL 厚度	RNFL 厚度 神经节细胞复合体 黄斑厚度
研究地域	美国、中国	美国	德国	全世界 11 个临床站点

注：OCT，相干光层析成像术；pRNFL，视乳头周围视网膜神经纤维层；GCL，神经节细胞层；IPL，内丛状层。
*海德堡（Heidelberg）2016 年更新之前。

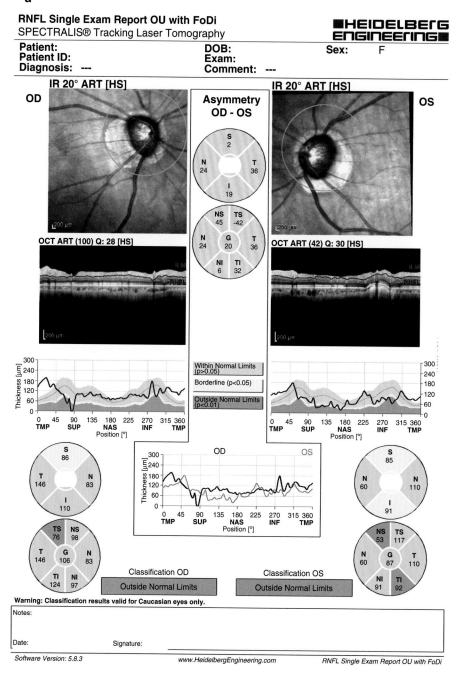

图8.29 近视引起的"红色病变"

"红色病变"是指临床上正常的患者出现假阳性的青光眼OCT诊断。高度近视是"红色病变"的常见原因。a. Spectralis SD–OCT扫描显示右眼RNFL变薄，上方象限和颞上方扇形节段为红色和黄色编码。b. 患者的右眼有一个正常但倾斜的视盘。c. 右眼Humphrey视野正常。这是一个没有青光眼的患者由于近视导致"红色病变"或RNFL变薄的例子。研究表明，平均RNFL厚度随着眼轴长度的增加而减少[7, 16]。这种关系的一种解释是，眼轴长度增加会导致神经节细胞轴突在更大的表面积上延展，导致与神经节细胞死亡无关的变薄[17]。因此近视会引起RNFL变薄和"红色病变"。

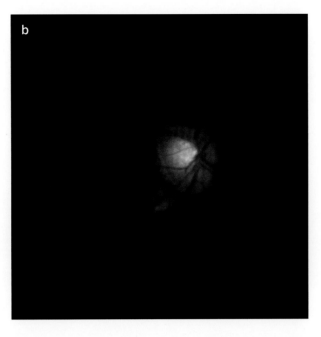

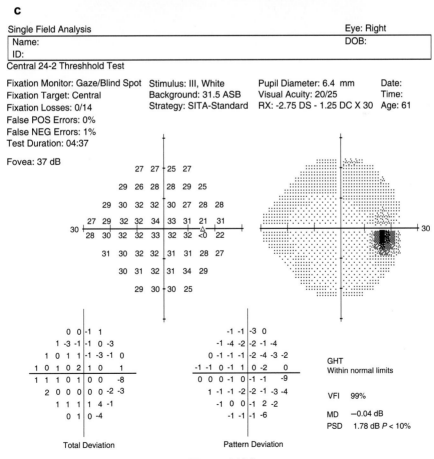

c

Single Field Analysis   Eye: Right

Name: DOB:
ID:

Central 24-2 Threshhold Test

Fixation Monitor: Gaze/Blind Spot	Stimulus: III, White	Pupil Diameter: 6.4 mm	Date:
Fixation Target: Central	Background: 31.5 ASB	Visual Acuity: 20/25	Time:
Fixation Losses: 0/14	Strategy: SITA-Standard	RX: -2.75 DS - 1.25 DC X 30	Age: 61

False POS Errors: 0%
False NEG Errors: 1%
Test Duration: 04:37

Fovea: 37 dB

```
            27  27   25  27
        29  26  28  28  29  25
    29  30  32  32   30  27  28  28
27  29  32  32  34   33  31  21   31
30 ─────────────────────────────── 30
28  30  32  32  33   32  32  <0   22
    31  30  32  32   31  31  28  27
        30  31  32   31  34  29
            29  30   30  25
```

Total Deviation
```
    0   0  -1   1
  1  -3  -1  -1   0  -3
1   0   1   1  -1  -3  -1   0
1   0   1   0   2   1   0      1
1   1   1   0   1   0   0     -8
  2   0   0   0   0   0  -2  -3
    1   1   1   1   4  -1
        0   1   0  -4
```

Pattern Deviation
```
          -1  -1  -3   0
      -1  -4  -2  -2  -1  -4
  0  -1  -1  -1  -2  -4  -3  -2
-1  -1   0  -1   1   0  -2      0
  0   0   0  -1   0  -1  -1     -9
    1  -1  -1  -2  -2  -1  -3  -4
      -1   0   0  -1   2  -2
          -1  -1  -1  -6
```

GHT
Within normal limits

VFI   99%

MD   −0.04 dB
PSD   1.78 dB $P < 10\%$

图 8.29（续）

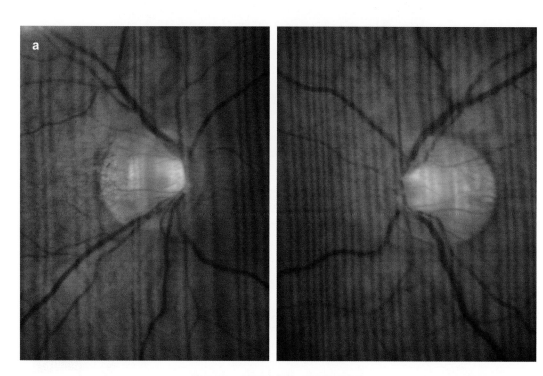

图8.30 近视引起的"红色病变"

一名22岁女性，双眼等效球面屈光度为−9.00 D，因可疑视神经病变（a）被转诊。双眼的视野检查均正常，但Cirrus光谱频域OCT（b）显示可重复的RNFL缺损。RNFL束向颞侧移位，如RNFL厚度图所示，导致双眼的RNFL偏差图异常。此外，与眼轴长度增加相关的中度至高度近视导致RNFL变薄，这与青光眼损伤无关且通常是非进行性的，病理性近视除外。大约50%的中度至高度近视患者表现为可重复的RNFL缺损，26%在黄斑扫描中表现可重复的变薄，而这些受试者中只有7%表现出视盘参数的假阳性[7, 18]。

b

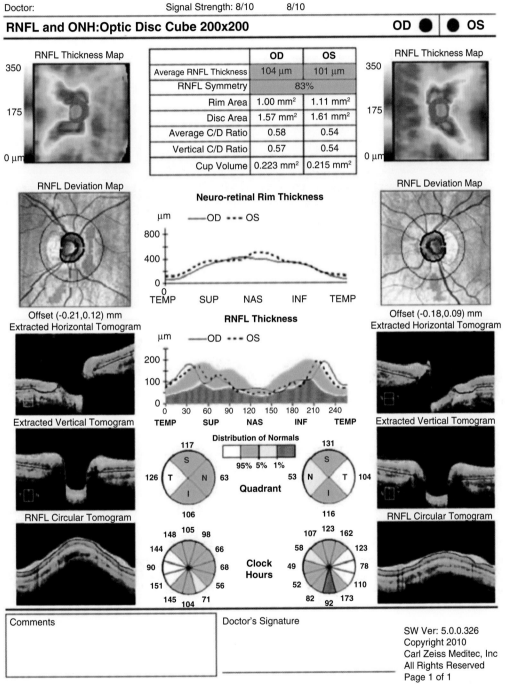

SW Ver: 5.0.0.326
Copyright 2010
Carl Zeiss Meditec, Inc
All Rights Reserved
Page 1 of 1

图8.30（续）

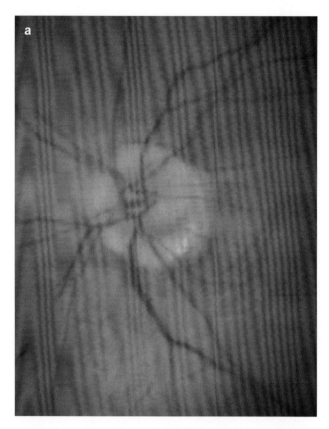

图8.31　Weiss环使信号受阻所导致的"红色病变"

一名79岁女性正在接受假性剥脱性青光眼药物治疗，来接受青光眼评估。她的眼压从未升高，双眼视盘正常（a，仅左眼）。双眼的视野也正常，除了左眼可疑下方弓形暗点。Cirrus光谱频域OCT（b）显示平均RNFL、上方象限和颞下方钟点较薄。然而，请注意RNFL厚度图和RNFL偏差图上信号受阻，经检查证明是玻璃体后脱离导致的Weiss环。受阻的信号导致鼻下方钟点被误认为变薄。该患者没有青光眼，只是眼压正常的假性剥脱综合征。故嘱患者停用眼药水，随访，无须治疗。

b

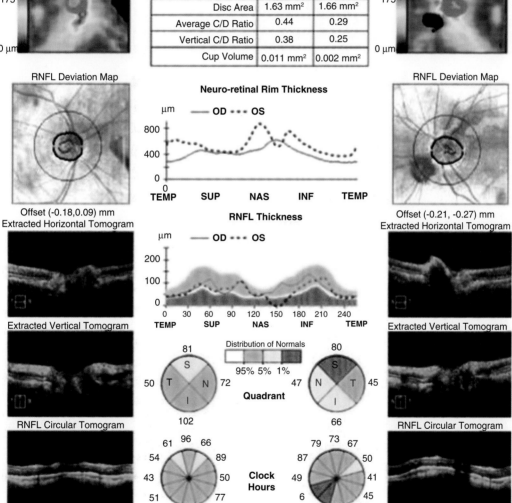

RNFL and ONH:Optic Disc Cube 200x200

OD ● | ● OS

	OD	OS
Average RNFL Thickness	76 µm	65 mm
RNFL Symmetry	54%	
Rim Area	1.32 mm²	1.51 mm²
Disc Area	1.63 mm²	1.66 mm²
Average C/D Ratio	0.44	0.29
Vertical C/D Ratio	0.38	0.25
Cup Volume	0.011 mm²	0.002 mm²

RNFL Thickness Map

RNFL Deviation Map

Offset (-0.18,0.09) mm
Extracted Horizontal Tomogram

Extracted Vertical Tomogram

RNFL Circular Tomogram

RNFL Thickness Map

RNFL Deviation Map

Offset (-0.21, -0.27) mm
Extracted Horizontal Tomogram

Extracted Vertical Tomogram

RNFL Circular Tomogram

Neuro-retinal Rim Thickness

RNFL Thickness

Distribution of Normals
95% 5% 1%

Quadrant

Clock Hours

图8.31（续）

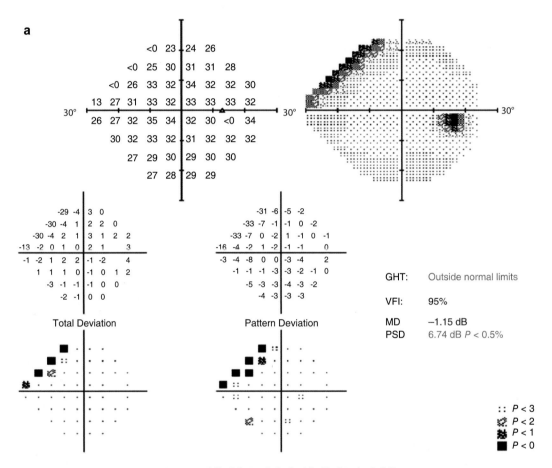

图8.32　脉络膜视网膜瘢痕引起的"红色病变"

一名62岁的男性因右眼视野出现可重复的鼻上方阶梯（a）和视神经视杯增大（b）怀疑青光眼而被送往青光眼专科会诊。RNFL的OCT正常（未显示）但黄斑扫描（c）显示颞下方变薄，与视野缺损相对应。然而眼底周边检查可见脉络膜视网膜瘢痕，可解释所有异常发现。患者的这只眼睛有钝挫伤史。他因视杯大被列为可疑青光眼，但基本上是生理性的大视杯。

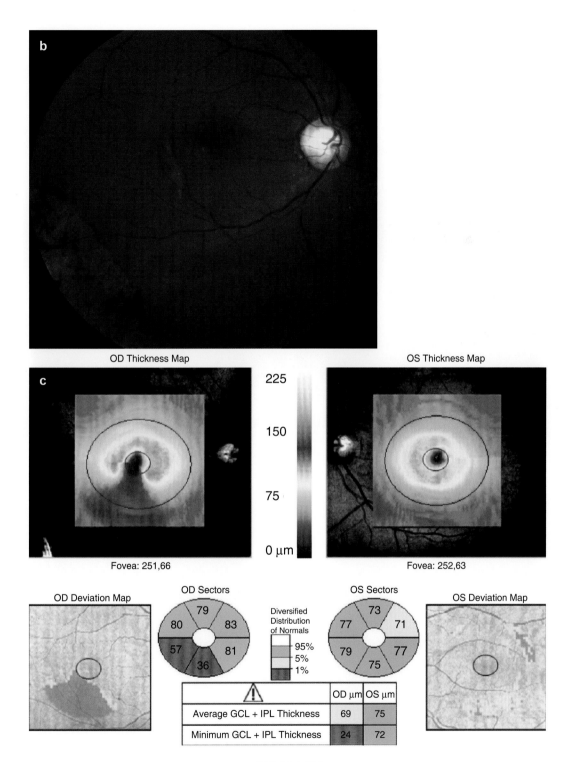

图 8.32（续）

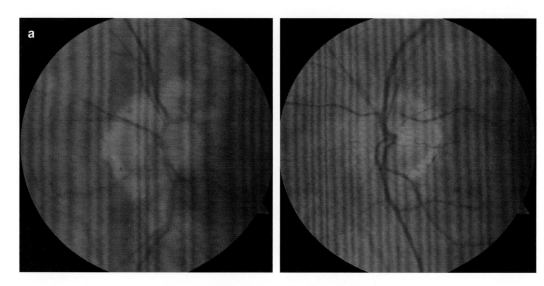

图8.33 视网膜色素变性患者的"红色病变"

一名67岁的患者因双眼青光眼需接受药物治疗而寻求第二意见。视神经没有显示任何视杯增大（a），但视野（b）出现可重复的双弓形异常。时域OCT显示RNFL变薄（c）。仔细检查眼底周边发现骨细胞样色素沉着，结合ERG结果，确诊为视网膜色素变性，并停用青光眼药物。多达50%的视网膜色素变性患者表现视网膜内层变薄，正如此例子，这可能导致误诊为青光眼。

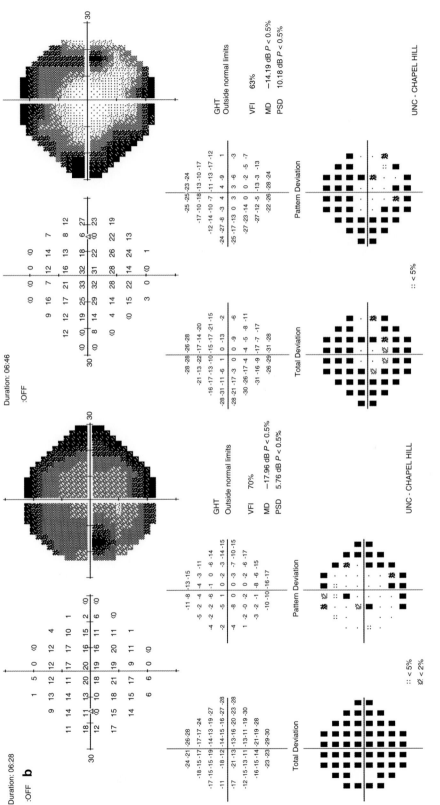

图8.33（续）

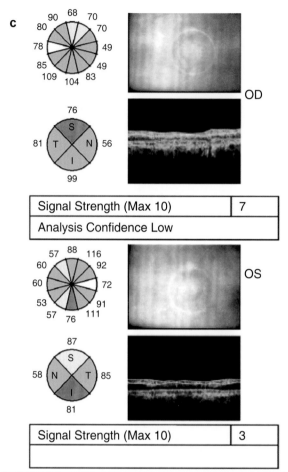

	OD (N=3)	OS (N=3)	OD-OS
Imax/Smax	1.22	0.95	0.27
Smax/Imax	0.82	1.05	−0.23
Smax/Tavg	1.12	1.48	−0.35
Imax/Tavg	1.37	1.40	−0.04
Smax/Navg	1.62	2.18	−0.56
Max/Min	69.00	76.00	−7.00
Smax	91.00	126.00	−35.00
Imax	110.00	120.00	−10.00
Savg	76.00	87.00	−11.00
Iavg	99.00	81.00	18.00
Avg.Thickness	77.84	77.90	−0.06

图8.33（续）

a

	OD (N=3)	OS (N=3)	OD-OS
Imax/Smax	1.02	0.93	0.10
Smax/Imax	0.98	1.08	−0.10
Smax/Tavg	2.18	2.58	−0.40
Imax/Tavg	2.23	2.39	−0.16
Smax/Navg	1.92	1.95	−0.04
Max-Min	114.00	123.00	−9.00
Smax	156.00	163.00	−7.00
Imax	160.00	151.00	9.00
Savg	141.00	143.00	−2.00
Iavg	129.00	125.00	4.00
Avg.Thickness	105.66	103.41	2.25

Patient/Scan Information	
DOB:	
Scan Type	Fast RNFL Thickness (3.4)
Scan Date	9/14/2009
Scan Length	10.87 mm

b

	OD	OS
Exam Date:	3/29/2013	3/29/2013
Exam Time:	8:53 AM	8:54 AM
Technician:	Operator, Cirrus	
Signal Strength:	6/10	8/10

Disc Cube 200x200

	OD	OS
Average RNFL Thickness	99 μm	94 μm
RNFL Symmetry	79%	
Rim Area	1.41 mm²	1.50 mm²
Disc Area	2.11 mm²	2.32 mm²
Average C/D Ratio	0.57	0.58
Vertical C/D Ratio	0.54	0.61
Cup Volume	0.204 mm³	0.202 mm³

图 8.34　不同的 SD-OCT 仪器导致 RNFL "变薄"

OCT 机器之间的 RNFL 厚度值不可互换[19]。a. 这是一名正常患者最初于 2009 年使用 Stratus 时域 OCT 机器进行扫描（RNFL 右眼 105.66 μm，左眼 103.41 μm）。b. 当诊所将 Stratus 时域 OCT 机器升级为 Cirrus HD-OCT 机器时，2013 年重复扫描提示 "绿色病变进展"，或 RNFL 变薄提示视野前青光眼（RNFL 右眼 99 μm，左眼 94 μm），但患者的视野检查仍正常。c. 当患者更换为倾向使用 Spectralis SD-OCT 机器的医师时，RNFL "增长" 且 RNFL 厚度值返回到基线（右眼 105 μm，左眼 103 μm）。本案例的重点是 RNFL 厚度值不可互换，Cirrus 机器的 RNFL 厚度值预期较低，不应归因于青光眼性 RNFL 变薄。据报道，正常患者在同一天扫描的平均 RNFL 厚度值在 Stratus 时域 OCT 机器为 110.1 ± 12.8 μm，在 Cirrus HD-OCT 机器为 98.7 ± 10.9 μm，在 Spectralis SD-OCT 机器为 106.6 ± 12.8 μm，而在 RTVue SD-OCT 机器为 112.8 ± 13.2 μm[8]。该研究还重申，Cirrus HD-OCT 的 RNFL 厚度值与其他常用的 SD-OCT 机器（例如 Spectralis 和 RTVue SD-OCT 机器）相比较低。

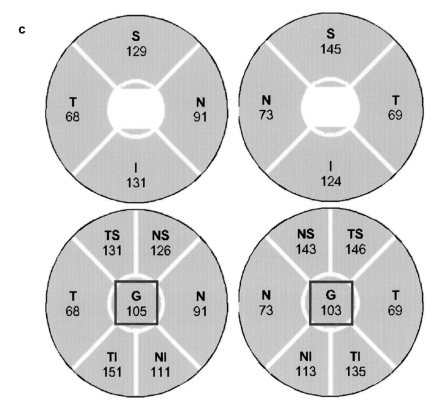

图 8.34（续）

表8.2　不同谱域OCT仪器的信号强度范围

模型（仪器）	质量分数范围	最低可接受分数
Carl Zeiss Meditec (Cirrus)	0 ～ 10	> 6
Topcon Medical Systems (3D OCT 1000)	0 ～ 160	> 60
Heidelberg Engineering (Spectralis)	0 ～ 40	> 15
Optovue (RTVue)	0 ～ 100	> 30

注：OCT，相干光层析成像术。

参考文献

[1] Chong GT, Lee RK. Glaucoma versus red disease: imaging and glaucoma diagnosis. Curr Opin Ophthalmol. 2012; 23(2): 79−88.

[2] Sayed MS, Margolis M, Lee RK. Green disease in optical coherence tomography diagnosis of glaucoma. Curr Opin Ophthalmol. 2017; 28(2): 139−53.

[3] Liu Y, Simavli H, Que CJ, Rizzo JL, Tsikata E, Maurer R, et al. Patient characteristics associated with artifacts in Spectralis optical coherence tomography imaging of the retinal nerve fiber layer in glaucoma. Am J Ophthalmol. 2015; 159(3): 565−76. e2.

[4] Kim KE, Jeoung JW, Park KH, Kim DM, Kim SH. Diagnostic classification of macular ganglion cell and retinal nerve fiber layer analysis: differentiation of false-positives from glaucoma. Ophthalmology. 2015; 122(3): 502−10.

[5] Kim NR, Lim H, Kim JH, Rho SS, Seong GJ, Kim CY. Factors associated with false positives in retinal nerve fiber layer color codes from spectral-domain optical coherence tomography. Ophthalmology. 2011; 118(9): 1774−81.

[6] Leal-Fonseca M, Rebolleda G, Oblanca N, Moreno-Montanes J, Munoz-Negrete FJ. A comparison of false positives in retinal nerve fiber layer, optic nerve head and macular ganglion cell-inner plexiform layer from two spectral-domain optical coherence tomography devices. Graefes Arch Clin Exp Ophthalmol. 2014; 252(2): 321−30.

[7] Rauscher FM, Sekhon N, Feuer WJ, Budenz DL. Myopia affects retinal nerve fiber layer measurements as determined by optical coherence tomography. J Glaucoma. 2009; 18(7): 501−5.

[8] Seibold LK, Mandava N, Kahook MY. Comparison of retinal nerve fiber layer thickness in normal eyes using time-domain and spectral-domain optical coherence tomography. Am J Ophthalmol. 2010; 150(6): 807−14.

[9] Mwanza JC, Bhorade AM, Sekhon N, McSoley JJ, Yoo SH, Feuer WJ, et al. Effect of cataract and its removal on signal strength and peripapillary retinal nerve fiber layer optical coherence tomography measurements. J Glaucoma. 2011; 20(1): 37−43.

[10] Stein DM, Wollstein G, Ishikawa H, Hertzmark E, Noecker RJ, Schuman JS. Effect of corneal drying on optical coherence tomography. Ophthalmology. 2006; 113(6): 985−91.

[11] van der Schoot J, Vermeer KA, de Boer JF, Lemij HG. The effect of glaucoma on the optical attenuation coefficient of the retinal nerve fiber layer in spectral domain optical coherence tomography images. Invest Ophthalmol Vis Sci. 2012; 53(4): 2424−30.

[12] Quigley HA, Addicks EM. Quantitative studies of retinal nerve fiber layer defects. Arch Ophthalmol. 1982; 100(5): 807−14.

[13] Mwanza JC, Kim HY, Budenz DL, Warren JL, Margolis M, Lawrence SD, et al. Residual and dynamic range of retinal nerve Fiber layer thickness in glaucoma: comparison of three OCT platforms. Invest Ophthalmol Vis Sci. 2015; 56(11): 6344−51.

[14] Vizzeri G, Bowd C, Medeiros FA, Weinreb RN, Zangwill LM. Effect of improper scan alignment on retinal nerve fiber layer thickness measurements using stratus optical coherence tomograph. J Glaucoma. 2008; 17(5): 341−9.

[15] Mwanza JC, Durbin MK, Budenz DL, Cirrus OCTNDSG. Interocular symmetry in peripapillary retinal nerve fiber layer thickness measured with the Cirrus HD-OCT in healthy eyes. Am J Ophthalmol. 2011;

151(3): 514−21. e1.

[16] Savini G, Barboni P, Parisi V, Carbonelli M. The influence of axial length on retinal nerve fibre layer thickness and optic-disc size measurements by spectral-domain OCT. Br J Ophthalmol. 2012; 96(1): 57−61.

[17] Leung CK, Mohamed S, Leung KS, Cheung CY, Chan SL, Cheng DK, et al. Retinal nerve fiber layer measurements in myopia: an optical coherence tomography study. Invest Ophthalmol Vis Sci. 2006; 47(12): 5171−6.

[18] Aref AA, Sayyad FE, Mwanza JC, Feuer WJ, Budenz DL. Diagnostic specificities of retinal nerve fiber layer, optic nerve head, and macular ganglion cell-inner plexiform layer measurements in myopic eyes. J Glaucoma. 2014; 23(8): 487−93.

[19] Chen TC, Hoguet A, Junk AK, Nouri-Mahdavi K, Radhakrishnan S, Takusagawa HL, Chen PP. Spectral domain optical coherence tomography: helping the clinician diagnose glaucoma. A report by the American Academy of Ophthalmology. Ophthalmology. 2018; 125(11): 1817−27.

第9章
OCT 相关挑战案例研究
Challenging Case Studies Using OCT

Hady Saheb and Andrew Crichton

本章将回顾有关 RNFL 和 GCIPL 的 OCT 解释的基本和复杂特征，描述青光眼中的典型异常以及常见的伪影。在临床实践中，我们面临着具有挑战性的病例，这些病例没有表现出青光眼的经典特征或常见伪影。本章的目的是回顾在 OCT 解释上具有不典型或挑战性特征的病例。合并症、非青光眼性病变、近视和伪影是使 OCT 解释具有挑战性的常见原因。

病例 1

一名 55 岁女性因杯盘比（CDR）不对称而被转诊来评估。眼压为右眼 17 mmHg 和左眼 24 mmHg（图 9.1）。中央角膜厚度为 502 和 503。既往眼部病史为近视 LASIK 手术（术前等效球镜为右眼 −4.00 D 和左眼 −4.50 D）。患者的母亲和外祖母有阳性青光眼家族史。视盘（图 9.1a）显示不对称杯盘比，下方盘沿变窄（右眼比左眼更显著）。颞侧也有轻度视盘旁萎缩，以及右眼下方有火焰状视盘出血。视盘出血的存在强调了临床检查视盘或视盘照相的重要性，因为使用 OCT 技术无法检测到视盘出血。Humphery 视野（图 9.1b）显示右眼上方鼻侧阶梯，左眼具有一些非特异性缺损。RNFL 的 OCT（图 9.1c）显示双眼下方 RNFL 变薄，在 RNFL 厚度剖面图（TSNIT 图）上显示双眼下方 RNFL 峰变平的典型改变。左眼 TSNIT 图的上方峰值也有临界变薄，可能与近视有关。GCA（图 9.1d）显示右眼下方 GCIPL 层变薄，伴颞侧中缝征阳性（参见第 5 章）。黄斑厚度图（图 9.1e）相对正常表明黄斑厚度的损失仅限于内层视网膜（特别是 GCIPL），这与青光眼一致。

病例 2

一名 70 岁的白种人男性因左眼视神经切迹而被转诊（图 9.2）。他患有偏头痛。等效球镜为右眼 −1.25 D 和左眼 −2.25 D。眼压为双眼 18 mmHg。视盘（图 9.2a）显示左眼

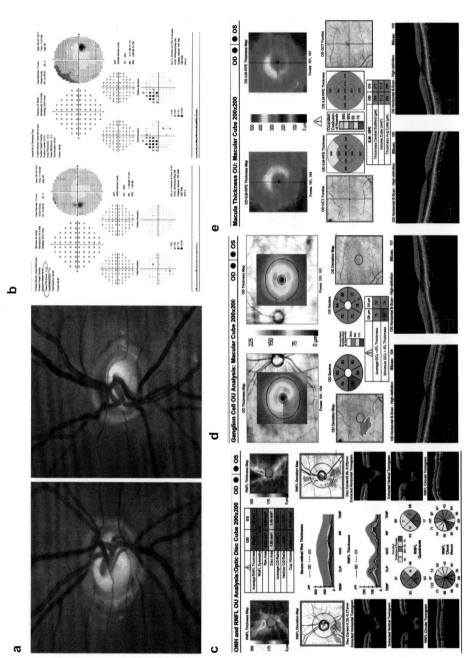

图 9.1 视神经检查或照相对于检测视盘出血仍然必不可少

a～e. 尽管近视会导致OCT对青光眼诊断为假阳性，但OCT仍然有用；TSNIT图中下方RNFL峰的典型变平强烈提示青光眼，尽管上方RNFL临界异常可能与近视而非青光眼相关。黄斑厚度损失仅限于GCIPL的内层，并伴有颞侧中缝征，均是青光眼的典型表现。

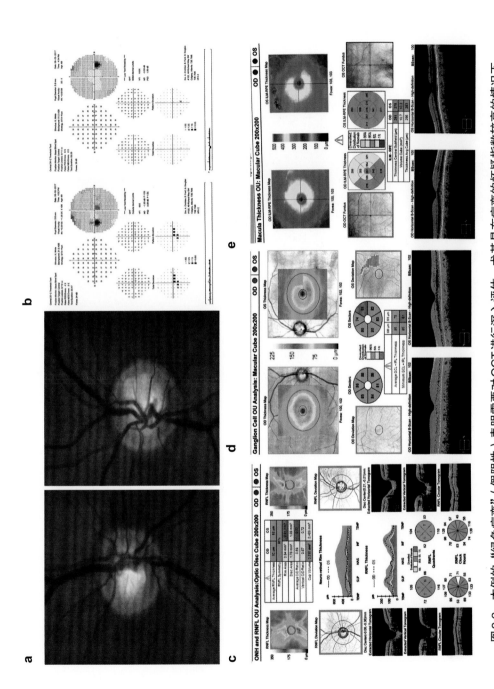

图 9.2　本例的"绿色病变"（假阴性）表明需要对 OCT 进行深入评估，尤其是在病变的怀疑指数较高的情况下

a ～ e. 在这个病例中，GCA 特别有用，可以突出在 RNFL 的 OCT 中可能遗漏的病理学发现。弥漫性黄斑变薄提示非青光眼病因，尽管左眼颞上方盘沿局灶变薄相对典型；这一发现表明需要对该患者进行进一步的评估和检查。

颞上方神经视网膜盘沿局灶性变薄但无苍白。Humphery视野（图9.2b）显示左眼下方接近固视点的旁中心暗点。RNFL的OCT（图9.2c）显示RNFL在所有区域的测量（包括平均RNFL厚度、各钟点和象限）在统计学上正常。对RNFL厚度图、RNFL偏差图和TSNIT图的仔细检查揭示了缺损。TSNIT图中上方RNFL峰的不对称性是该缺损最明显的地方。尽管RNFL在统计学上正常，但GCA（图9.2d）显示出左眼上方GCIPL非常显著的缺损伴颞侧中缝征。黄斑厚度图（图9.2e）显示上方黄斑变薄，似乎不限于GCIPL层。视网膜的这种弥漫性变薄表明可能存在非青光眼病因。这种异常的黄斑厚度图与图9.1形成对比，图9.1尽管GCA异常，但黄斑厚度图看起来正常。

病例3

一名57岁女性因视盘形态可疑青光眼而被转诊进行评估（图9.3）。眼压为右眼14 mmHg，左眼16 mmHg。双眼视盘上方盘沿稍窄，左眼下方视杯可能局部凹陷（图9.3a）。Humphery视野（图9.3b）和倍频技术（FDT）（图9.3c）显示出微小的非特异性缺损。RNFL的OCT（图9.3d）显示RNFL测量值在统计学上正常。仔细检查RNFL厚度，TSNIT图（图9.3d）显示右眼上方RNFL峰和左眼下方RNFL峰相对平坦。GCA（图9.3e）显示左眼下方GCIPL层显著丢失伴中缝征阳性，而黄斑厚度图正常（图9.3f）。10-2 Humphery视野（图9.3g）显示左眼上方中心暗点与下方GCIPL缺损相对应，而在30°视野中未显示。中心10-2视野程序有助于显示在24-2或30-2程序中未检测到的可疑视野缺失。

病例4

一名72岁男性因左眼视野缺损被转诊。他被诊断为"视网膜缺血"和眼性偏头痛（图9.4）。眼压为右眼15 mmHg，左眼14 mmHg。视盘（图9.4a）显示左眼颞下方盘沿变薄及可疑苍白。Humphery视野（图9.4b）显示左眼在水平子午线上方的一个致密的旁中心暗点。RNFL的OCT（图9.4c）显示下方RNFL峰显著变平。GCA（图9.4d）和黄斑厚度图（图9.4e）显示下方黄斑显著异常伴中缝征，提示左眼下方视网膜闭塞性疾病。

病例5

一名76岁男性既往诊断为左眼外伤性开角型青光眼，他的好眼突然视力下降（图9.5）。他在使用前列腺素类似物，他的视力为右眼20/20、左眼20/50，眼压为右眼10 mmHg、左眼12 mmHg。视盘检查见右眼下方盘沿苍白及水肿。Humphery视野（图9.5a）显示右眼新发一密集的上方弓形暗点，左眼弥漫性视野缺损与之前的检查相符。RNFL的OCT（图9.5b）

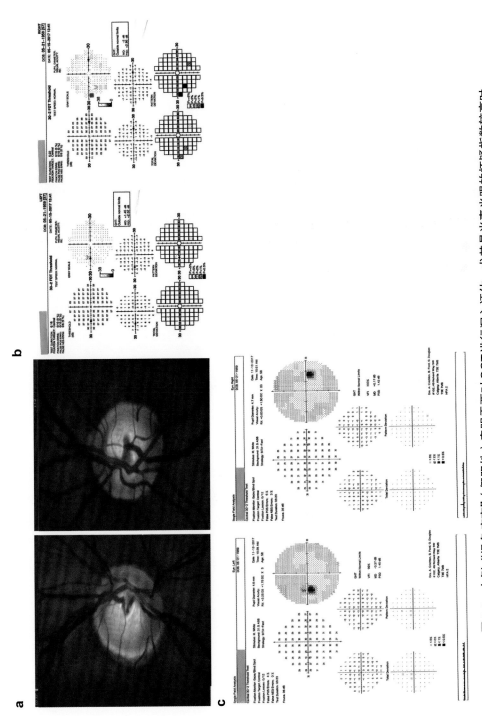

图9.3 本例"绿色病变"（假阴性）表明需要对OCT进行深入评估，尤其是当青光眼的怀疑指数较高时

a~g. 在这个病例中，GCA可以凸显在RNFL的OCT中较易遗漏的异常发现。当24-2或30-2视野大致正常时，异常的GCA提示应进行10-2视野测试；该病例的诊断从视野前NTG变为进展期NTG，这将改变治疗，目标眼压以及随访和检查的频率。

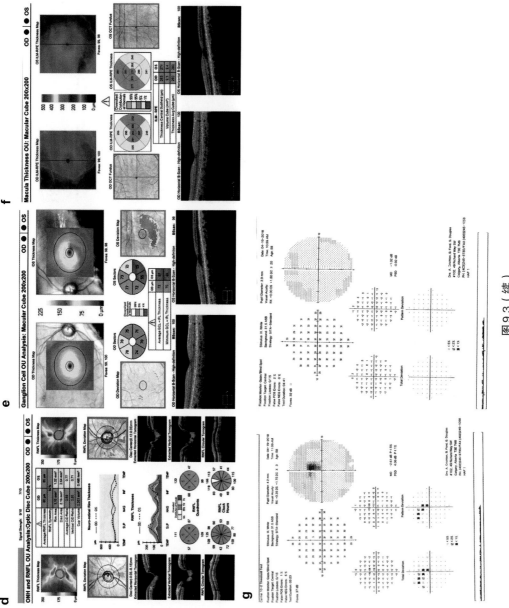

图9.3（续）

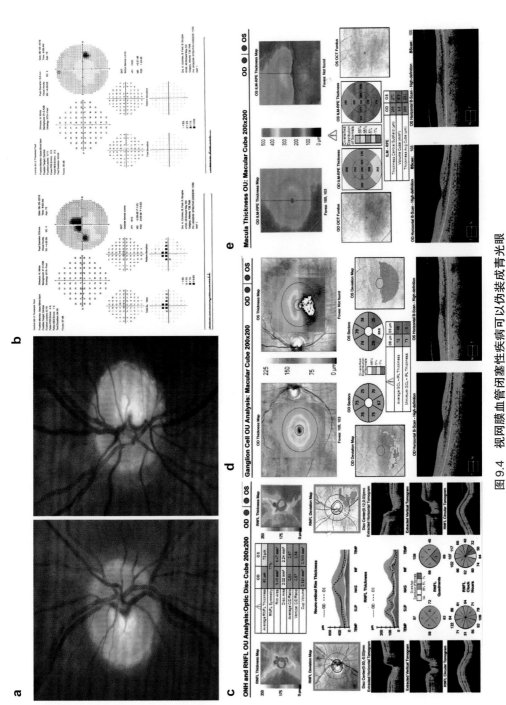

图9.4 视网膜血管闭塞性疾病可以伪装成青光眼

a~e. 视神经检查也可以提醒临床医师非青光眼性视神经病变的可能性。异常的GCA以及显著异常的黄斑厚度表明非青光眼病理性改变。

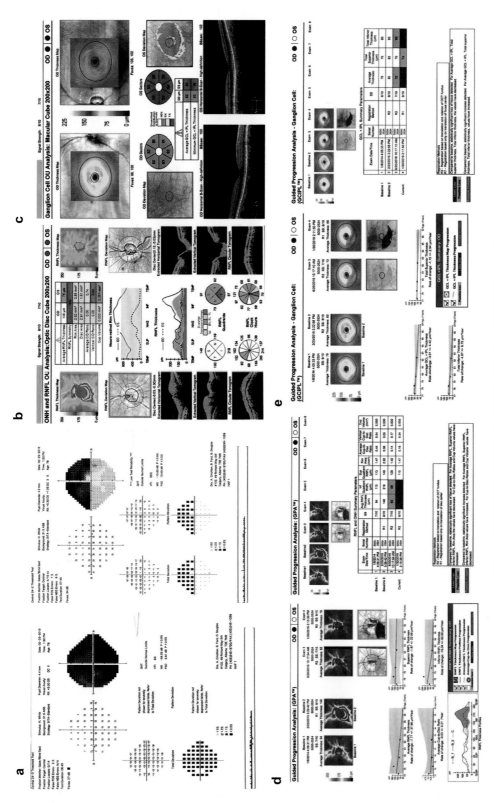

图 9.5 非青光眼性视神经病变可能起来像青光眼性视神经病变

a～e。AAION可导致急性发作期间 RNFL 显著增厚。非青光眼性视神经病变是青光眼进展的鉴别的鉴别诊断。

显示右眼TSNIT图的下方RNFL峰和下方神经视网膜盘沿增厚。左眼下方RNFL显著变薄和GCIPL（图9.5c）丢失与之前的检查相符。此时，该患者因ESR和CRP升高而被诊断为右眼动脉炎性前部缺血性视神经病变（AAION），活检证实为巨细胞动脉炎。鉴于该患者在诊断为AAION前1年曾接受过青光眼评估，因此在随访时对RNFL和GCA进行了进展分析。RNFL的GPA（图9.5d）显示在诊断AAION时下方RNFL显著增厚，随后下方RNFL显著变薄，如果患者在急性发作期间没有就诊，则可能会与青光眼混淆。GCA的GPA（图9.5e）也显示下方组织显著丢失，尽管急性发作期间GCIPL的增厚不如RNFL明显。

病例6

一位有卒中病史和右侧同向偏盲（图9.6a）的64岁患者由于轻微的杯盘比不对称而接受青光眼评估（图9.6）。视盘（图9.6b）没有任何苍白。OCT见GCA的左侧同向变薄（图9.6d）对应右侧视野缺损，这是由于逆行轴索变性累及神经节细胞层导致的。

病例7

一名49岁男性被转诊进行正常眼压性青光眼评估（图9.7）。等效球镜为右眼−6.75 D和左眼−7.75 D。在使用前列腺素类似物的情况下，眼压为右眼9 mmHg和左眼11 mmHg，中央角膜厚度为双眼510。视盘（图9.7a）检查见倾斜视盘、显著的视盘旁萎缩和双眼下方盘沿相对变薄。Humphery视野（图9.7b）表现出轻微的非特异性缺损。与年龄匹配的对照相比，RNFL的OCT（图9.7c）出现许多变薄区域。TSNIT图显示RNFL峰向颞侧偏移，并且与年龄匹配的对照相比更窄和更浅，这一发现在高度近视患者中很常见。令人放心的特征是上方和下方RNFL峰的存在，以及这些峰之间的对称性。一个值得关注的地方是RNFL峰下方相对不对称，左眼比右眼浅。GCA（图9.7d）显示中央凹中心附近神经节细胞变窄和集中（"甜甜圈较小"），这一发现也常见于高度近视。令人放心的特征还包括两眼间GCA的对称性，以及没有局灶缺损。左眼GCIPL在水平中线上稍微不对称需要随访。全景图（图9.7e）显示了上方、下方RNFL和GCIPL的存在和相对对称，左眼下方稍微不对称。鉴于眼压和视野正常，上述OCT令人放心的特征允许临床医师将这名患者标记为可疑的近视青光眼。该患者的眼药水已停用，并将对其进行常规青光眼检查随访。

病例8

一名58岁男性因左眼眼压波动和升高而被转诊（图9.8）。他曾行右眼视网膜脱离复位术。他在使用多佐胺−噻吗洛尔滴眼液的情况下，眼压为右眼18 mmHg和左眼

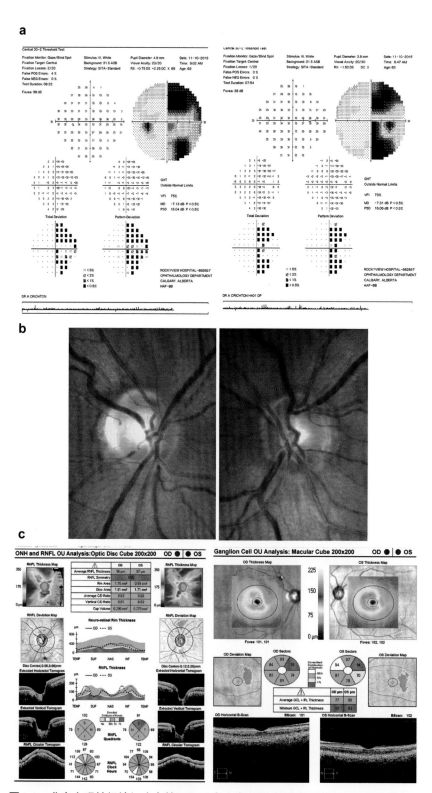

图9.6　非青光眼性视神经病变甚至可以发生在累及外侧膝状体以上的神经病变中

a～c. 神经节细胞分析比RNFL更容易识别视神经组织的同侧缺陷。

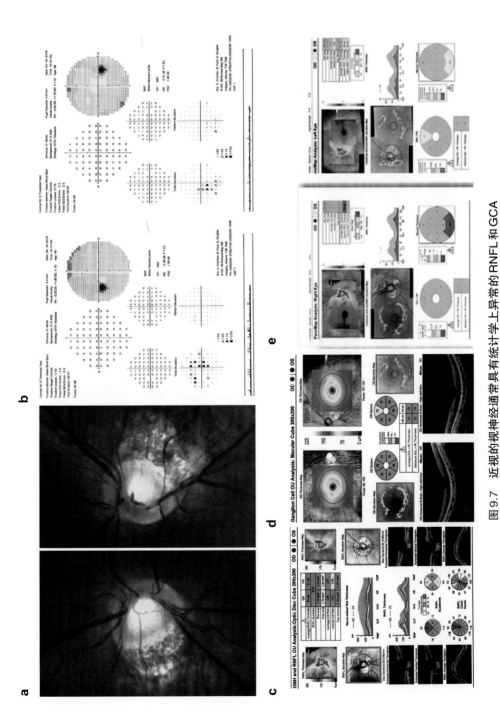

图 9.7 近视的视神经通常具有统计学上异常的 RNFL 和 GCA

a～e. 令人放心的特征包括双眼之间的对称性、水平中线的对称性，以及没有局灶缺陷。高质量 OCT 成像的可疑近视的可疑青光眼患者随时间变化的证据，这更能提示青光眼。

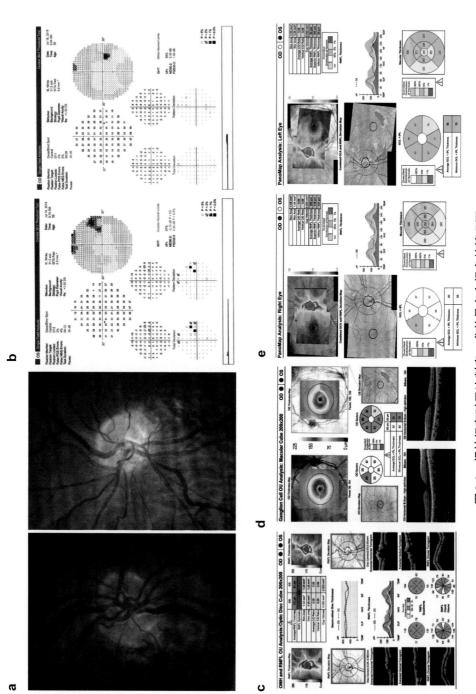

图 9.8　视神经有时有无法判定，尤其是在小视盘的情况下

a~e. 该患者的视神经检查令临床医师难以将视野结果与视神经异常相关联。RNFL 和 GCIPL 的 OCT 提供了将视野异常与 RNFL 和 GCIPL 中的缺陷相关联的关键信息。在小视盘的情况下，OCT 可以为视神经检查提供特别有用的辅助信息，用于青光眼的诊断和随访。

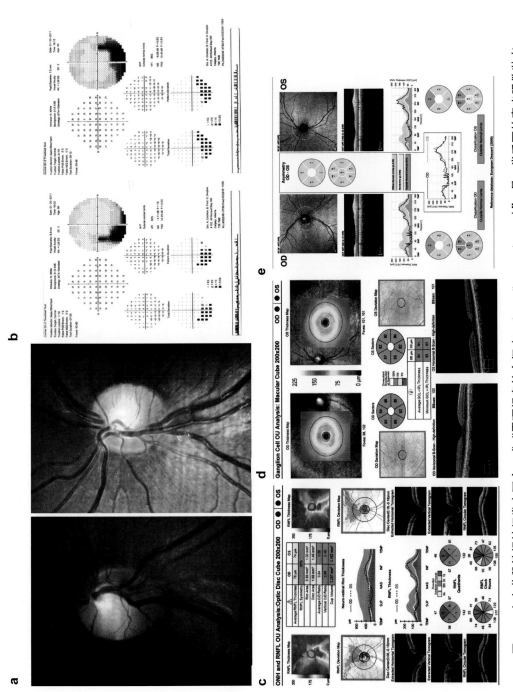

图9.9 上方节段性视神经发育不全,或"露顶视盘综合征(topless disc syndrome)",是一类重要的青光眼拟装者

a~c. 青光眼导致的视野缺损,其分布很少在盲点附近比鼻侧水平中线更严重,以及如此显著的上方RNFL缺损而下方RNFL完全保留。

24 mmHg。视盘检查（图9.8a）显示小视盘，无视杯。盘沿大致完整，尽管小视盘使这种评估具有挑战性。Humphery视野（图9.8b）显示左眼上方鼻侧阶梯。RNFL的OCT（图9.8c）显示双眼统计学上各象限正常。RNFL厚度分布显示下方RNFL峰明显不对称，这是青光眼的典型特征。尽管各象限在统计学上正常，但RNFL厚度具有显著差异（右眼131和左眼93），提醒临床医师应注意左眼异常。GCA（图9.8d）还显示了左眼典型的下方GCIPL丢失伴中缝征阳性。全景图（图9.8e）突出了下方视神经通路的青光眼相关损伤，包括RNFL和GCIPL。基于这一系列发现，我们选择为该患者左眼进行降眼压的治疗。

病例9

一名37岁女性因正常眼压性青光眼被转诊。眼压为10 mmHg和13 mmHg（图9.9）。视盘（图9.9a）显示上方盘沿局灶性变薄，右眼更明显。Humphery视野（图9.9b）显示双眼从盲点延伸的相对对称和密集的上方缺损，保留鼻侧的水平中线。RNFL的OCT（图9.9c）显示上方RNFL显著变薄，鼻上方比颞上方更明显。虽然出现了视神经组织的丢失，但根据GCA图（图9.9d），黄斑神经节细胞似乎幸免于难。诊断为上方节段性视神经发育不全，或"露顶视盘综合征（topless disc syndrome）"。

推荐阅读

[1] Baek SU, Kim KE, Kim YK, Park KH, Jeoung JW. Development of topographic scoring system for identifying glaucoma in myopic eyes: a spectral-domain OCT study. Ophthalmology. 2018; 125(11): 1710–9.

[2] Han JC, Choi DY, Kee C. The different characteristics of cirrus optical coherence tomography between superior segmental optic hypoplasia and normal tension glaucoma with superior retinal nerve fiber defect. J Ophthalmol. 2015; 2015: 641204. https: //doi.org/10.1155/2015/641204. Epub 2015 May 13.

[3] Herro AM, Lam BL. Retrograde degeneration of retinal ganglion cells in homonymous hemianopsia. Clin Ophthalmol (Auckland, NZ). 2015; 9: 1057.

[4] Lee EJ, Lee KM, Lee SH, Kim TW. Comparison of the deep optic nerve structures in superior segmental optic nerve hypoplasia and primary open-angle glaucoma. J Glaucoma. 2016; 25(8): 648–56.

[5] Mitchell JR, Oliveira C, Tsiouris AJ, Dinkin MJ. Corresponding ganglion cell atrophy in patients with postgeniculate homonymous visual field loss. J Neuro-Ophthalmol. 2015; 35(4): 353–9.

第10章
青光眼相关的OCT新兴技术
Emerging OCT Technologies for Glaucoma

Karine D. Bojikian, Joanne C. Wen, and Philip P. Chen

概况

相干光层析成像血管造影（OCTA）是一种新型成像方式，它以非侵入性的方式使青光眼患者的浅表视神经、视乳头周围视网膜和黄斑的微循环可视化，并在某些机器中量化。在市售的OCTA设备中，AngioVue®（Optovue Inc., Fremont, CA）、扫频源OCT Angio®（Topcon Corporation, Tokyo, Japan）和Spectralis血管造影模块（Heidelberg Engineering, Germany）都是基于幅度衍生算法的原理[1]。Angioplex®和PlexElite®（Zeiss Meditec Inc., Dublin, CA）结合使用幅度和相位变化技术[2]。可实现访视内的高重复性和访视间的高重现性[3,4]。

谱域-相干光层析成像血管造影（SD-OCTA）

视盘成像

OCTA研究提供的证据表明，青光眼视神经乳头、视乳头周围视网膜和黄斑区的微循环较可疑青光眼和正常眼睛减少[5-7]。此外，OCTA研究显示青光眼不同阶段的微循环减少，并检测到青光眼患者的视盘周围和黄斑血管密度纵向减少[8,9]。有一个基础问题是，到底是微循环减少导致神经元损伤，抑或是由受损组织的循环需求减少而引起微循环减少[10]。然而，尚不清楚OCTA是否比目前标准的结构和功能评估方法具有更好的疾病检测能力（图10.1～图10.6）[11,12]。

扫频源相干光层析成像（SS-OCT）

扫频源OCT是傅立叶域OCT的一种形式，不同于SD-OCT的投射宽带光源，它使用具有更长中心波长（1 050 nm *vs.* SD-OCT中使用840 nm）的可调激光光源，可快速

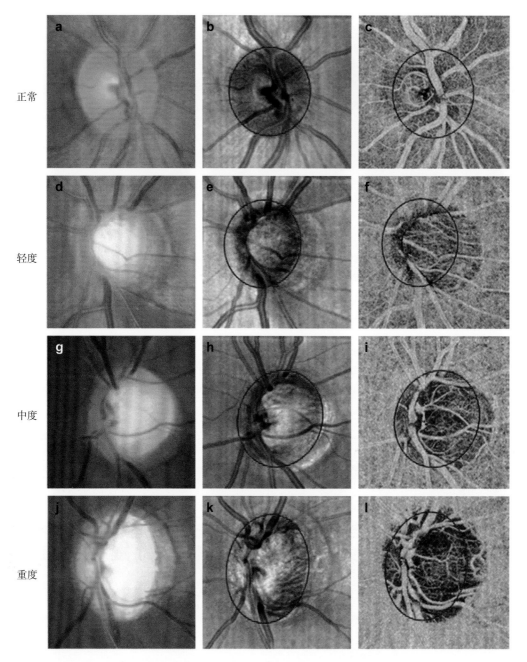

图 10.1　正常（a～c）、轻度青光眼（d～f）、中度青光眼（g～i）和重度青光眼（j～l）患者的视盘照片（a、d、g、j）、OCT反射图像（b、e、h、k）和OCT血管造影（Optovue RTVue-XR Avanti®）（c、f、i、l）

视盘边缘在OCT反射图像和OCT血管造影中以红色椭圆标记。致密的浅表微血管网在正常视盘可见，但在青光眼视盘中减弱，与严重程度相称（改编自Wang等[16]，经Springer Nature许可）。

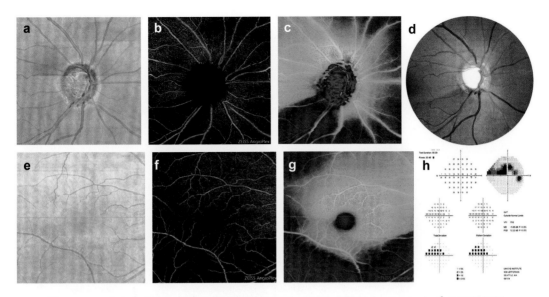

图 10.2　一名患有晚期正常眼压性青光眼的 39 岁女性患者的 Zeiss Angioplex® OCTA 扫描

眼压为 10 mmHg，屈光度为双眼平光。a. 6 mm×6 mm 视神经 en face 图像。b. 6 mm×6 mm 视神经血管造影图（注意浅表微血管密度的颞下方丢失）。c. 6 mm×6 mm 视神经厚度联合血管造影图显示视乳头周围视网膜中 RNFL 和微血管密度显著丢失。d. 彩色眼底照片可见颞下方 RNFL 缺损。e. 6 mm×6 mm 黄斑 en face 图像。f. 6 mm×6 mm 黄斑血管造影图，微血管密度下方丢失。g. 6 mm×6 mm 黄斑厚度联合血管造影图。h. 对应的 24-2 Humphrey 视野。

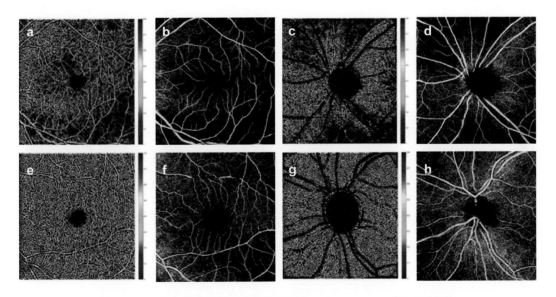

图 10.3　上排为右眼轻度至中度青光眼的 Zeiss Angioplex® OCTA 图像

a. 黄斑区血管密度图叠加在二元血管图上。b. OCTA en face 黄斑图像，神经节细胞−内丛状层颞下方的微循环缺陷最严重。c. 视乳头周围区域的血管密度图叠加在二元血管图上。d. 视乳头周围区域的 OCTA en face 图像，在浅层视网膜层中也有上方及下方微循环缺陷。下排为来自健康受试者左眼没有微循环缺陷的对应图像（e～h）[改编自 Richter 等[17]；获得转化视觉科学与技术（Translational Vision Science & Technology, TVST）和视觉与眼科研究协会（Association for Research in Vision and Ophthalmology, ARVO）的许可]。

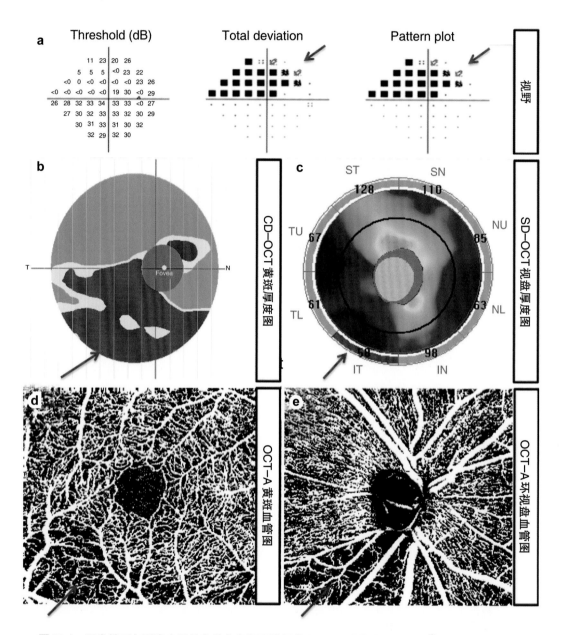

图10.4　原发性开角型青光眼具有单个半视野缺损的OCT-A成像（Angiovue®，Optoview Inc.）

a. Humphrey视野检查显示上方弓形缺损。相应的结构变化可以在黄斑神经节细胞复合体（GCC）厚度图（b）和视神经乳头厚度图（c）（颜色编码；颜色越暖，厚度越大）上看到，均显示组织变薄（红色箭头）。GCC图和视神经乳头扇形分割图与OCT的标准化值进行比较，并用颜色编码"在正常范围内"（绿色）、"临界"（黄色）和"超出正常范围"（红色）。d. OCT-A黄斑扫描（3 mm×3 mm扫描尺寸）浅表血管丛和视乳头周围视网膜神经纤维层（e）的血管密度图均显示血管减少（红色箭头），与结构损失的位置相对应（改编自Yarmohammadi等[18]，经Elsevier许可）。

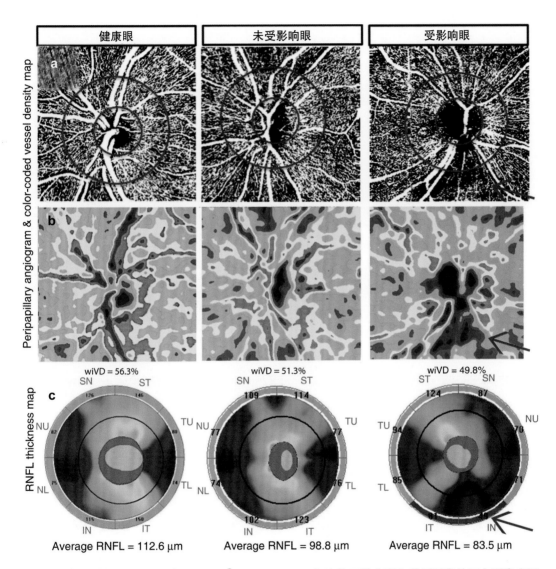

图10.5 视乳头周围OCT-A（Angiovue®, Optoview Inc.）比较了健康眼和单侧原发性开角型青光眼（POAG）患眼的图像

a. 视乳头周围视网膜神经纤维层的血管密度图显示，与年龄匹配的健康眼比较，POAG患者视野未受影响眼和受影响眼具有更稀疏的微血管网络。b. 对应颜色编码的血管密度图（颜色越暖，血管密度越大）。全图像血管密度（wiVD）百分比显示健康眼最高（56.3%），受影响的POAG眼最低（49.8%）。c. 视网膜神经纤维层（RNFL）厚度图显示，POAG受影响眼的平均RNFL更薄（POAG受影响为83.5 μm，POAG未受影响眼为98.8 μm，健康眼为112.6 μm）。视乳头周围RNFL的扇形分割图显示下方变薄，这与血管密度图所见的血管密度降低相对应（红色箭头）（改编自Yarmohammadi等[6]，经Elsevier许可）。

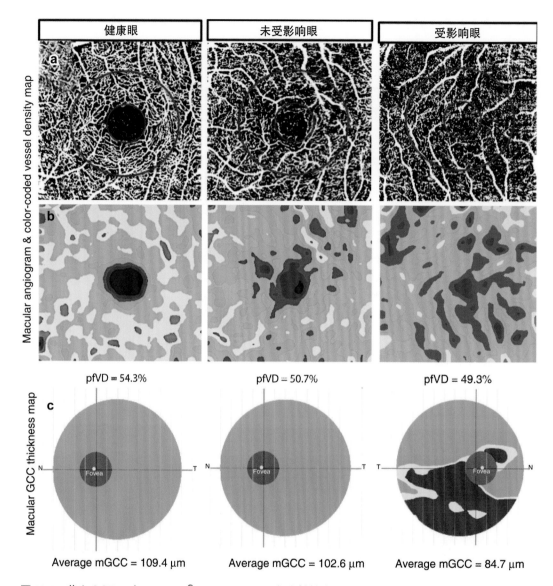

图10.6 黄斑OCT-A（Angiovue®，Optoview Inc.）比较健康眼和单侧原发性开角型青光眼（POAG）
患眼的图像

a. 黄斑表层血管密度图（3 mm×3 mm扫描尺寸）显示与年龄匹配的健康眼比较，POAG患者视野未受影响眼
和受影响眼微血管网络更稀疏。b. 对应颜色编码的血管密度图（颜色越暖，血管密度越大）。中心凹旁血管密度
（parafoveal vessel density, pfVD）百分比显示健康眼最高（54.3%），POAG受影响眼最低（49.3%）。c. 黄斑神经节
细胞复合体（mGCC）图显示，POAG受影响眼的mGCC更薄（受影响眼84.7 μm，未受影响眼102.6 μm，健康眼
109.4 μm）。mGCC图为与OCT标准化值进行比较后用颜色编码"在正常范围内"（绿色）、"临界"（黄色）和"超
出正常范围"（红色）（改编自Yarmohammadi等[6]，经Elsevier许可）。

扫描以覆盖广谱的频率。更复杂的光源允许使用更简单的OCT系统，从而实现比SD-OCT更高的数据采集速度（高达每秒100 K轴向扫描），消除与深度相关的信号衰减，并提供更高的扫描质量和精细结构分辨率[13]。SS-OCT中使用的更长波长允许更深的组织穿透性，包括评估脉络膜、筛板和前房角。市售的SS-OCT系统包括来自Topcon和Zeiss（眼后节，包括OCTA）和海德堡（眼前节）的机器（图10.7～图10.10）。

自适应光学——相干光层析成像术

自适应光学（adaptive optics, AO）使用波前技术实时校正眼睛固有的光学像差。波前传感器和校正器使用可改变入射波前形状的可变形镜来测量和校正光学像差[14]。虽然SD-OCT受这些像差的限制，分辨率为15～20 μm，但AO-OCT系统可使分辨率达到3～8 μm[15]。AO-OCT减少了高对比度颗粒状伪影，这些伪影基于OCT的干涉测量法而固有，可能会掩盖细节。目前AO-OCT的局限性包括成本、采集时间延长、焦点深度窄、运动伪影、需要训练有素的操作员以及图像处理和分析的难度。AO-OCT目前主要作为研究工具（图10.11和图10.12）。

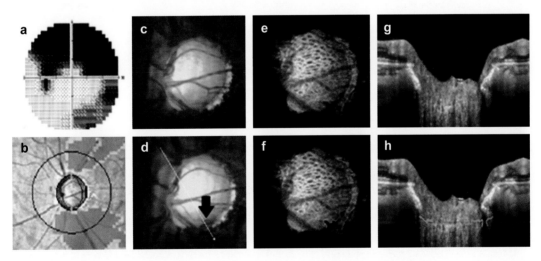

图10.7 扫频源光学相干层析扫描（Topcon SS-OCT）对视盘出血和局灶性筛板（LC）缺损的成像
a. Humphrey视野显示密集的上方视野缺损和下方鼻侧阶梯。b. Zeiss Cirrus SD-OCT偏差图见颞上方和颞下方RNFL缺损。c、d. 分别为视盘出血前和后的图像（黑色箭头指向视盘出血）。e. 视盘在筛板水平的enface图像根据3D SS-OCT重建。f. 局部筛板缺损的轮廓由绿线标识。g. 对应于视盘出血的径向扫描图像（扫描线为图d中的白色长箭头）。h. 由绿线勾画出的筛板前表面显示局部筛板缺陷（绿线不连续）（改编自Kim和Park[19]，经Wiley许可）。

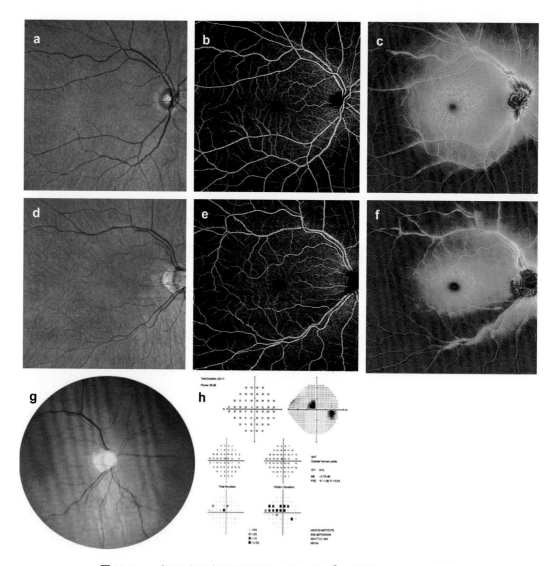

图10.8　一名60岁正常男性的Zeiss PlexElite® 扫频源SS-OCTA扫描

a. 12 mm×12 mm视神经和黄斑的en face图像。b. 12 mm×12 mm视神经和黄斑血管造影图。c. 12 mm×12 mm厚度联合血管造影图。与之对比，一名68岁正常眼压性青光眼（NTG）女性患者的SS-OCTA扫描：d. 12 mm×12 mm视神经和黄斑的enface图像。e. 12 mm×12 mm视神经和黄斑血管造影图显示颞下方视乳头周围视网膜和黄斑浅表微血管密度显著楔形减少。f. 12 mm×12 mm RNFL厚度联合血管造影图。g. 彩色眼底照片。h. 对应24-2 Humphrey视野。

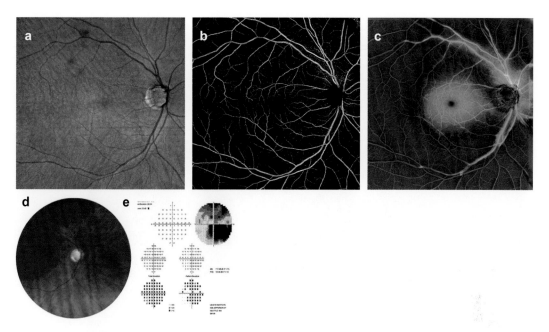

图10.9 一位患有严重原发性开角型青光眼（POAG）的63岁男性的Zeiss PlexElite® SS-OCTA扫描

眼压为9 mmHg，屈光度为+0.50 D。a. 12 mm×12 mm视神经和黄斑的enface图像。b. 12 mm×12 mm视神经和黄斑血管造影图显示浅表微血管密度整体下降（与图10.8比较）。c. 12 mm×12 mm厚度联合血管造影图。d. 彩色眼底照片。e. 对应的10-2 Humphrey视野。

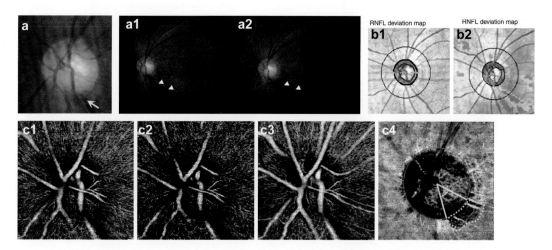

图10.10 使用Topcon DRI OCT Triton®扫频源相干光层析成像血管造影术（SS-OCTA）在一名患有正常眼压性青光眼和反复视盘出血的52岁女性中观察脉络膜微血管丢失

a. 左眼局部颞下方RNFL缺损伴视盘出血。在5年的随访期间，患者在视盘出血部位表现出进行性RNFL变薄（a1和a2；b1和b2），且通过SS-OCTA成像的脉络膜图显示出视乳头旁微血管丢失（c4），大于局部RNFL缺损对应的表层毛细血管缺失（c1、c2和c3）（改编自Park等[20]，经Elsevier许可）。

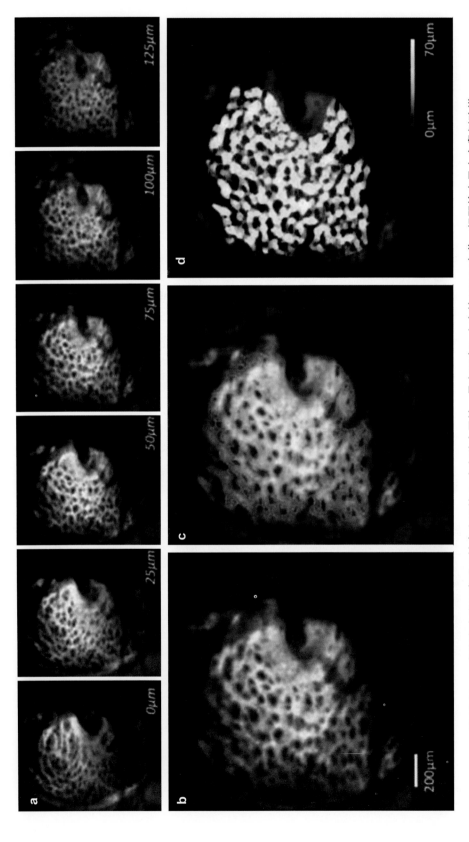

图 10.11 一名患有中度正常眼压青光眼的 42 岁白种人男性，具有下方 > 上方的 RNFL 变薄，视野检查见上方鼻侧阶梯

a. 来自筛板 AO-SD-OCT 扫描的 en face 图像，从前到后以 25 μm 为增量。b. 放大切片。c. 自动分割后以绿色勾画筛孔，分割边界用蓝色显示。d. 三维厚度分析显示筛板的厚梁（白色/黄色）和薄梁（紫色）区域（改编自 Dong 等[21]，经 Elsevier 许可）。

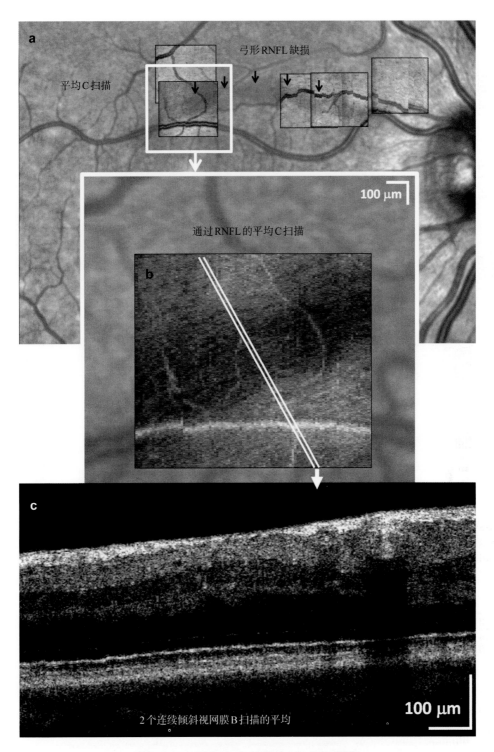

图10.12　弓形RNFL缺损的AO-OCT图像

a. AO-OCT扫描与使用投影C扫描（en face扫描）的广角扫描激光检眼镜图像对齐。b. 通过RNFL平均的C扫描放大视图。c. 通过对近似垂直于RNFL方向的2个连续倾斜B扫描进行平均而获得的B扫描。高亮的RNFL中央区域变薄被视为缺损（改编自Kocaoglu等[22]，经Elsevier许可）。

参考文献

[1] Jia Y, Tan O, Tokayer J, Potsaid B, Wang Y, Liu JJ, et al. Split-spectrum amplitude-decorrelation angiography with optical coherence tomography. Opt Express. 2012; 20: 4710−25.

[2] Zhang A, Wang RK. Feature space optical coherence tomography based micro-angiography. Biomed Opt Express. 2015; 6: 1919−28.

[3] Chen CL, Zhang A, Bojikian KD, et al. Peripapillary retinal nerve fiber layer vascular microcirculation in glaucoma using optical coherence tomography-based microangiography. Invest Ophthalmol Vis Sci. 2016; 57(9): 475−85.

[4] Takusagawa HL, Liu L, Ma KN, et al. Projection-resolved optical coherence tomography angiography of macular retinal circulation in glaucoma. Ophthalmology. 2017; 124: 1589−99.

[5] Hou H, Moghimi S, Zangwill LM, et al. Inter-eye asymmetry of optical coherence tomography angiography vessel density in bilateral glaucoma, glaucoma suspect, and healthy eyes. Am J Ophthalmol. 2018; 190: 69−77.

[6] Yarmohammadi A, Zangwill LM, Manalastas PIC, et al. Peripapillary and macular vessel density in patients with primary open-angle glaucoma and unilateral visual field loss. Ophthalmology. 2018; 125(4): 578−87.

[7] Pradhan ZS, Dixit S, Sreenivasaiah S, et al. A sectoral analysis of vessel density measurements in perimetrically intact regions of glaucomatous eyes: an optical coherence tomography angiography study. J Glaucoma. 2018; 27(6): 525−31.

[8] Shoji T, Zangwill LM, Akagi T, et al. Progressive macula vessel density loss in primary openangle glaucoma: a longitudinal study. Am J Ophthalmol. 2017; 182: 107−17.

[9] Moghimi S, Zangwill LM, Penteado RC. Macular and optic nerve head vessel density and progressive retinal nerve fiber layer loss in glaucoma. Ophthalmology. 2018; 125(11): 1720−8.

[10] Chen CL, Bojikian KD, Wen JC, et al. Peripapillary retinal nerve fiber layer vascular microcirculation in eyes with glaucoma and single-hemifield visual field loss. JAMA Ophthalmol. 2017; 135: 461−8.

[11] Chen HS, Liu CH, Wu WC, et al. Optical coherence tomography angiography of the superficial microvasculature in the macular and peripapillary areas in glaucomatous and healthy eyes. Invest Ophthalmol Vis Sci. 2017; 58(9): 3637−45.

[12] Penteado RC, Zangwill LM, Daga FB, et al. Optical coherence tomography angiography macular vascular density measurements and the central 10-2 visual field in glaucoma. J Glaucoma. 2018; 27: 481−9.

[13] Kostanyan T, Wollstein G, Schuman JS. Evaluating glaucoma damage: emerging imaging technologies. Expert Rev Ophthalmol. 2015; 10(2): 183−95.

[14] Lombardo M, Serrao S, Devaney N, Parravano M, Lombardo G. Adaptive optics technology for high-resolution retinal imaging. Sensors (Basel). 2012; 13(1): 334−66.

[15] Hermann B, Fernández EJ, Unterhuber A, Sattmann H, Fercher AF, Drexler W, Prieto PM, Artal P. Opt Lett. 2004; 29(18): 2142−4.

[16] Wang X, Jiang C, Ko T, Kong X, Yu X, Min W, Shi G, Sun X. Correlation between optic disc perfusion and glaucomatous severity in patients with open-angle glaucoma: an optical coherence tomography study. Graefes Arch Clin Exp Ophthalmol. 2015; 253: 1557−64.

[17] Richter GM, Chang R, Situ B, Chu Z, Burkemper B, Reznik A, et al. Diagnostic performance of macular versus peripapillary vessel parameters by optical coherence tomography angiography for glaucoma.

Transl Vis Sci Technol. 2018; 7(6): 21.

[18]　Yarmohammadi A, Zangwill LM, Diniz-Filho A, Saunders LJ, Suh MH, Wu Z, et al. Peripapillary and macular vessel density in patients with glaucoma and single-hemifield visual field defect. Ophthalmology. 2017; 124(5): 709–19.

[19]　Kim YK, Park KH. Lamina cribosa defects in eyes with glaucomatous disc haemorrhage. Acta Ophthalmol. 2016; 94: e468–73.

[20]　Park HL, Kim JW, Park CK. Choroidal microvasculature dropout is associated with progressive retinal nerve fiber layer thinning in glaucoma with disc hemorrhage. Ophthalmology. 2018; 125(7): 1003–13.

[21]　Dong ZM, Wollstein G, Wang B, Schuman JS. Adaptive optics optical coherence tomography in glaucoma. Prog Ret Eye Res. 2017; 57: 76–88.

[22]　Kocaoglu OP, Cense B, Jonnal RS, Wang Q, Lee S, Gao W, Miller DT. Imaging retinal nerve fiber bundles using optical coherence tomography with adaptive optics. Vision Res. 2011; 51(16): 1835–44.